# 骨科疾病诊疗要点

主编 孟凡龙 等

吉林科学技术出版社

图书在版编目（ＣＩＰ）数据

骨科疾病诊疗要点 / 孟凡龙等主编. -- 长春：吉林科学技术出版社，2022.5

ISBN 978-7-5578-9511-2

Ⅰ．①骨… Ⅱ．①孟… Ⅲ．①骨疾病－诊疗 Ⅳ.①R68

中国版本图书馆 CIP 数据核字(2022)第 115946 号

# 骨科疾病诊疗要点

| | |
|---|---|
| 主　　编 | 孟凡龙 等 |
| 出 版 人 | 宛　霞 |
| 责任编辑 | 练闽琼 |
| 封面设计 | 猎英图书 |
| 制　　版 | 猎英图书 |
| 幅面尺寸 | 185mm×260mm |
| 开　　本 | 16 |
| 字　　数 | 170 千字 |
| 印　　张 | 7 |
| 印　　数 | 1-1500 册 |
| 版　　次 | 2022年5月第1版 |
| 印　　次 | 2022年5月第1次印刷 |

| | |
|---|---|
| 出　　版 | 吉林科学技术出版社 |
| 发　　行 | 吉林科学技术出版社 |
| 地　　址 | 长春市南关区福祉大路5788号出版大厦A座 |
| 邮　　编 | 130118 |
| 发行部电话/传真 | 0431-81629529　81629530　81629531<br>81629532　81629533　81629534 |
| 储运部电话 | 0431-86059116 |
| 编辑部电话 | 0431-81629510 |
| 印　　刷 | 廊坊市印艺阁数字科技有限公司 |

| | |
|---|---|
| 书　　号 | ISBN 978-7-5578-9511-2 |
| 定　　价 | 38.00 元 |

# 前　言

作为一名医师，必须具备渊博的医学知识，丰富的临床经验、科学的思维方法、高尚的职业道德和严谨的工作态度。科学的临床思维是利用基础医学和临床医学知识，结合自身临床经验对患者的临床资料进行综合分析、逻辑推理，从而做出诊断和提出处理方案的过程。在临床工作中，患者的临床症状和体征往往表现得不像教科书中描写的那样典型，这就特别要求医师在临床实践中不断提高科学的临床思维能力。为此，编写了《骨科疾病诊疗要点》一书。本书主要阐述骨科常见疾病的诊断与治疗原则，以科学性、先进性和临床实用性为原则，涉及常见病、多发病，兼顾疑难病、复杂病等。

# 目 录

第一章　开放性骨折 ································································· 1
　第一节　开放性骨折概述 ······················································· 1
　第二节　急诊检查和伤口处理 ·················································· 5
　第三节　清创术 ································································· 6
　第四节　早期截肢 ····························································· 10
　第五节　骨折的稳定 ··························································· 11
　第六节　伤口的处理 ··························································· 17

第二章　骨折的外固定 ··························································· 20
　第一节　绷扎材料 ····························································· 20
　第二节　夹板固定法 ··························································· 24
　第三节　牵引术 ······························································· 27
　第四节　贯穿固定术 ··························································· 30

第三章　骨折的内固定 ··························································· 34
　第一节　骨折切开复位和内固定 ··············································· 34
　第二节　各种类型的内固定器 ················································· 36

第四章　腰椎不稳症 ····························································· 47
　第一节　腰椎不稳症的病因和病理 ············································· 47
　第二节　腰椎不稳症的临床表现 ··············································· 48
　第三节　腰椎不稳症的诊断与鉴别诊断 ········································· 50
　第四节　腰椎不稳症的治疗 ··················································· 51
　第五节　椎间融合器在腰椎不稳症治疗中的应用 ································· 55
　第六节　腹腔镜技术在腰椎不稳症治疗中的应用 ································· 57

第五章　腰椎炎性疾病 ··························································· 59
　第一节　腰椎化脓性脊柱炎和椎间盘炎 ········································· 59

第二节　腰椎结核 ·········································································· 64

第三节　强直性脊柱炎 ··································································· 74

**第六章　小腿肌群运动损伤** ··························································· 83

第一节　病史、体格检查和影像学检查 ········································ 83

第二节　骨骼肌扭伤和挫伤 ·························································· 87

第三节　慢性骨筋膜室综合征 ······················································ 89

第四节　下肢肌腱功能异常 ·························································· 97

**参考文献** ························································································ 105

# 第一章　开放性骨折

## 第一节　开放性骨折概述

### 一、定义

骨折端经过软组织与皮肤或黏膜破口相通的骨折称为开放性骨折。有时开放性骨折的诊断很难确定，需在手术过程中方能做出明确的诊断。如果骨折附近的皮肤存在伤口，除非已经明确排除了开放性骨折，否则应该按开放性骨折的原则来处理。

潜在开放性骨折的含义不确切，现在很少使用这一名词。是指伴有皮肤损伤的闭合骨折，如果不及时处理，皮肤会发生坏死，继而造成折端与外界相通。对于这种骨折应按照闭合骨折的治疗原则进行急诊手术。对于皮肤损伤严重程度不能确定的骨折应严密观察皮肤损伤局部的变化，根据皮肤损伤的实际情况和骨折的具体条件来制定手术方案。

由于软组织损伤的严重程度不同，创面损伤情况程度变化很大，可能是很小的损伤，治疗及预后与闭合性骨折无差异。也可能损伤非常广泛、严重，需要行截肢术。

除明确骨折的特点外，还应重点关注软组织损伤情况和细菌污染程度，后二者对预后的影响往往大于骨折本身的因素。而软组织损伤的程度取决于在受伤瞬间肢体对致伤能量的吸收。开放性骨折治疗的最终和最重要的目标是尽早全面地恢复肢体的功能。为达到这一目标，必须预防感染、重建软组织、获得骨折愈合、避免畸形愈合、尽早开始关节运动和肌肉康复。在这些过程中，感染常导致畸形愈合、不愈合、功能丧失，故避免感染的发生是开放性骨折治疗过程中最重要的环节。

开放性骨折是人类生活中常见损伤，Hippocrates 认为战场是外科医生最佳的训练场所，他强调对开放伤口进行换药的治疗。在那个时代，截肢术是治疗开放性骨折的主要措施，而截肢术本身的死亡率非常高，故开放性骨折几乎是死亡的同义词。在 15—16 世纪，对伤口的处理仅仅是用沸油等手段热灼伤口。法国医生 A.Pare 使用蛋清等刺激性小的油膏代替了伤口热灼，并在截肢术中使用结扎血管的方法。至 18 世纪，Desault 和他的学生 Larrey 对伤口深部进行探查并引流伤口，是早期的清创术。英国医生 J.Lister 用苯酚消毒伤口，并对手术器械进行浸泡和手术室喷洒，使截肢术的病死率从 45％降至 15％。在第一次世界大战期间，开始将清创术与石膏固定相结合来治疗开放性骨折。在第二次世界大战期间，磺胺药物被直接应用在开放性骨折伤口上，而真正意义上的抗生素使用是在朝鲜战争期间。直至现在，清创术、伤口开放和应用抗生素仍是治疗开放性骨折的原则。

在我国很早就有了对开放性骨折治疗的记载，汉末杰出的医学家华佗，使用麻沸散为患者进行死骨剔除术。蔺道人著的《理伤续断秘方》是我国第一部骨伤科专著，制定了一套与现代治疗相类似的处理开放性骨折的规则。

开放性骨折治疗的发展经历了四个历史阶段：第一阶段是在刚刚进入 20 世纪之前，开放性骨折的治疗主要是挽救生命。第二阶段是在第一、第二次世界大战期间，治疗的目的主要是保存肢体。第三阶段是到 20 世纪 60 年代中期，治疗的目的主要是预防感染。第四阶段自 20 世纪 60 年代中期到现阶段，治疗的目的是保留受伤肢体的完整功能，因为现代人不仅希望骨的愈合而且要求完整恢复患肢的正常功能。

在第二次世界大战后的 20 世纪 60 年代，创伤的发生率逐渐增加并达到了相当惊人的水平。开放性骨折在有记录的损伤中占有极大的比例，每年四肢长骨开放性骨折发生率为 11.5/10 万人。开放性骨折的发生率与创伤的发生有非常显著的相关关系。

对于各种外力致伤的模型分析表明，外力的大小与受伤有明确关系。一般用公式 $K=MV^2/2$ 表示。$K$ 表示受伤时机体所吸收的能量，$M$ 表示质量，$V$ 表示速度。当 $K$ 值超过了机体组织抵抗或吸收的能力时就造成了损伤，损伤的情况与致伤外力的来源、受伤时机体的状态有关。大多数所受外力不能进行准确计量，但某些常见受伤机制的外力可以进行相当准确的计算。一般分类如下：①运动的机体撞击静止的物体；②运动的物体撞击静止的机体；③运动的机体与运动的物体相撞。

物体与肢体之间高能量的撞击造成了肢体的软组织损伤，肢体吸收能量，然后以暴发的形式释放出来，传导到骨，并且在软组织中产生振动波，这种振动波造成骨膜剥离，如果振动波非常巨大，将导致皮肤的撕裂。产生开放骨折的同时也产生一种瞬间的真空，邻近的异物被吸入肢体深处，因此，深部组织所受污染的程度不能单纯由伤口尺寸来判定。被一辆以 34km/h 行驶的摩托车撞击的行人所承受的致伤能量，至少是在人行道上跌倒的低速度损伤中所释放出的能量的 1000 倍。

以常见的胫骨开放性骨折为例，当一辆汽车撞击一名行人时，首先接触的部位是小腿的后部，外力首先造成小腿后部肌肉的损伤，由于外力巨大，继续向小腿前方传导，胫骨前侧皮质开始断裂，刺破胫骨前薄弱的软组织和皮肤，造成开放性骨折。在对该骨折进行诊疗时，医生会被小腿前部的创面所吸引，然而医生应明白，小腿后群肌肉也有一定程度的损伤，在清创术中，会发现骨折端与小腿后的骨筋膜室相通，创面的污染会播散至各个骨筋膜室中。

开放性骨折的主要致伤原因依次是：车祸、工作伤、坠落伤、枪伤、农场伤、其他。

开放性骨折好发部位依次是：胫腓骨、股骨、尺桡骨、踝关节、肱骨、鹰嘴。

## 二、开放性骨折的病原学

在开放性骨折的治疗过程中，虽然经过彻底的清创和冲洗，创面健康，血运良好，没有坏死组织，在以后的治疗过程中很可能不会出现感染，但伤口中肯定会存在少量的细菌，使用抗生素会杀死这些残存的细菌，至少会抑制这些细菌的生长繁殖，有利机体防御机制清除这些细菌。但预防感染的根本措施是严格彻底的清创术，不能完全依靠抗生素来防止感染的发生。

Patzakis 在其随机配对的前瞻性研究中，头孢菌素组的感染为 2.3%，青霉素组为 9.7%，而不使用抗生素组为 13.9%。建议对开放性骨折常规使用头孢菌素。

研究表明，在急诊室、手术室刷洗伤口前、清创术中、清创术后、伤口闭合前伤口细菌培养阳性率分别为 72%、78%、37%、13%、19%。随着来院时间的延长，革兰氏阳性菌所占比例逐渐降低，革兰氏阴性菌所占比例越来越高，最高可达87%。革兰氏阴性菌中以铜绿假单胞菌增加最为显著。随着来院时间的延长，对青霉素和庆大霉素的敏感菌由最初的40%和57%降至 0 和 32%。这些细菌的抗药性与自然社会中细菌的抗药性有着本质的区别，一般认为造成开放性骨折感染的致病菌来源于医院内环境。

急诊室通常是医院污染最严重的地方，不应在这里对伤口进行冲洗清创。在急诊室得到的细菌培养标本只能是从比较表浅的污染物中获得，从深部组织中获得的标本可能会破坏血凝块，导致额外的出血。在手术室取标本培养不再是常规。在过去，此时从开放骨折创面获得标本培养认为是最佳时期，但是 Lee 等证明，在手术室取材培养出的细菌同感染后伤口分泌物培养出的细菌之间没有必然联系。

抗生素的使用极大地降低了开放性骨折的感染率。但反复彻底清创、适当的伤口闭合及骨折端的稳定是预防感染的最根本和首要的步骤，因为决定感染发生的最主要的因素是开放性骨折的损伤程度。在开放性骨折患者就诊时，70%的伤口已经受到污染，在过去致病菌主要是革兰氏阳性菌，而现在致病菌主要是革兰氏阴性菌。在细菌培养报告前，应根据各自医院监测的致病菌种类有针对性地使用广谱抗生素，待细菌培养结果得出后，可根据细菌培养的结果调整使用抗生素。

通常在低能量损伤中应用一种广谱抗生素，随伤口严重程度的增加，可加用一种氨基糖苷类抗生素，如损伤发生在农场或同土壤有关，可加用青霉素钾。应在急诊室内开始使用抗生素，最迟也要在手术室内应用抗生素。过去，广谱抗生素运用3～4天，许多患者可能会发展成耐药性感染，所以现在主张短期用药（24～48小时）。在以后的每次伤口操作前20分钟预防应用单剂量抗生素。

Ostermann、Herry、Eckman 等许多人强调在开放性骨折中，特别是在伴有严重软组织损伤的开放性骨折中局部应用含有抗生素的药珠。Ostermann 等总结了共1085例开放性骨折使用抗生素的情况，在清创后伤口内放置药珠并结合全身使用抗生素，减少了抗生素的用量及其副作用，伤口局部抗生素浓度升高，使感染率自12%降至3.7%。

众多学者在肯定开放性骨折损伤严重程度是感染发生的首要因素的同时，又对开放性骨折创面细菌数量与创面感染之间的关系进行了研究。Gustilo 在其研究中未能确定开放性骨折创面细菌数量与感染之间有明确关系。Cooney、Danial、Moore 均认为清创术切除创面组织中，如细菌数量$>10^5$CFU/g，则创面感染率显著增高。而 Breidenbach 与 Merritt 研究发现清创前创面组织中细菌数量与感染的发生无相关，而清创后创面组织中细菌数量与感染的发生有明显关系，如细菌数量$>10^4$～$10^5$CFU/g，则具有显著增高的感染率。

一项对160个开放性骨折的前瞻性研究显示，在 Gustilo 分型中只有Ⅲa 型开放性骨折创面闭合前组织内细菌数量与感染发生之间有较为明确的相关关系，细菌数量$>10^4$CFU/g 创面感染率显著增高。同时这项研究也显示与开放性骨折创面感染相关的因素依次是：严重全身合并伤、Gustilo-Anderson 分型、骨折固定方法、伤口闭合时创面组织内细菌数量和下肢骨折。说明开放性骨折的分型和预后的关系不仅仅取决于创面的大小以及软组织损伤的程度，而且与创面细菌种类及细菌数量有密切的关系，对于 Gustilo-AndersonⅢa 型开放性骨折尤为显著。由于全身和局部创伤的严重程度是决定创面感染的最基本因素，故在组织损伤较轻的 Gustilo-AndersonⅠ、Ⅱ型和组织损伤非常严重的 Gustilo-Ⅲb 型开放性骨折的感染发生过程中细菌数量因素就不能突出地表现出来。

据统计，一般的感染率是：Ⅰ型0～2%；Ⅱ型2%～7%；Ⅲ型10%～25%。其中Ⅲa 型7%；Ⅲb 型10%～50%；Ⅲc 型25%～50%。

### 三、开放性骨折的分类

开放性骨折的分类不仅可以使科学研究的结果能够相互比较，更重要的是能够指导医生对开放性骨折进行诊断和治疗。开放性骨折的分类有多种，目前世界范围内普遍接受 Gustilo-Anderson 分类方法。

Gustilo-Anderson 根据开放性骨折软组织损伤情况、创面污染严重程度和骨折情况将开放性骨折分为三型，其中第Ⅲ型又分为 3 个亚型（表 1-1）。

表 1-1　Gustilo-Anderson 开放性骨折分型

| 类型 | 伤口/cm | 污染程度 | 软组织损伤 | 骨折损伤 |
|---|---|---|---|---|
| Ⅰ | <1 | 干净 | 轻 | 简单，少许粉碎 |
| Ⅱ | >1 | 中度 | 中度，一定程度的肌肉损伤 | 中度粉碎 |
| Ⅲ | | | | |
| Ⅲa | >10 | 重度 | 严重的挤压伤 | 多为粉碎，但软组织可覆盖骨折端 |
| Ⅲb | >10 | 重度 | 软组织严重丢失 | 骨骼外露，需行软组织重建手术方能覆盖骨折端 |
| Ⅲc | >10 | 重度 | 严重软组织丢失并伴有需要修复的血管损伤 | 骨骼外露，需行软组织重建手术方能覆盖骨折端 |

Ⅰ型：通常是由低能量损伤造成，伤口<1cm，一般是由于骨折自内向外穿透皮肤所致。细菌污染是非常少的。Ⅰ型开放性骨折一般没有或仅有少许肌肉损伤。但判断是否为Ⅰ型开放性骨折不能仅仅根据伤口的大小，而应与受伤时所受暴力大小、伤口污染程度等诸多因素相结合来做出诊断。

Ⅱ型：伤口一般>1cm，伴有中等程度的软组织损伤，由于外力较大，伤口通常是由外向内受暴力所致。常常发现肌肉组织有坏死，但程度和范围较局限，一般仅波及一个骨筋膜室。没有或仅有少许骨膜的剥脱，无须使用植皮或皮瓣的方法来闭合伤口。

Ⅲ型：是一种高能量损伤，伤口自外向内造成，伴有广泛的肌肉坏死。折端移位大，多为粉碎性骨折。枪伤、车祸伤、农场伤等多为Ⅲ型开放性骨折。在做出Ⅲ型开放性骨折的判断时应考虑到致伤外力的大小以及软组织损伤的严重程度。Ⅲ型开放性骨折可以进一步分为 3 个亚型。

Ⅲa 型开放性骨折的骨膜剥离不广泛，骨折端有适当的软组织覆盖。

Ⅲb 型开放性骨折有广泛的骨膜剥离，伴有大量的软组织坏死和丢失，常常需要局部转移皮瓣或游离皮瓣才能覆盖折端。

Ⅲc 型开放性骨折伴有大血管的损伤，只有修复损伤的血管，才能够保存肢体。

Gustilo-Anderson 开放性骨折的分类包含了主观因素和客观因素。仅仅在急诊室对伤口表面的观察和 X 线片显示便做出骨折的分类常出现错误。应该结合清创术中的发现，对开放性骨折有一个完整彻底的认识后，才有可能做出正确的分类。Brumback 用 125 个胫骨开放性骨折图片对医生进行调查，仅 60% 分类正确，对创伤医生的调查显示仅 66% 正确。

Gustilo-Anderson 报道 207 例开放性骨折中各型所占比例分别为 I 型 34%、Ⅱ型 27%、Ⅲ型 39%，其中Ⅲa 55%、Ⅲb 30%、Ⅲc 15%。

除 Gustilo 分类以外还有许多其他分类方法，如 AO/ASIF 分类和 Tscherne 分类。

较早的开放性骨折的治疗原则包括：彻底清创；使用坚固的内固定；采取有效的方法闭合伤口，消灭创面；合理使用抗生素。

目前开放性骨折的治疗原则包括：反复彻底的清创；使用内外固定保持骨折端稳定；适合的伤口闭合；短期应用广谱抗生素。

Robert E、Tooms 根据 Gustilo、Burgess、Tscherne、AO/ASIF 组织和其他一些治疗原则，建议以下的治疗原则：①视所有开放性骨折为急诊；②进行全身彻底检查以发现有危及生命的损伤；③在急诊室开始应用抗生素（最迟也要在手术室内进行），一般连续用 2～3 天；④立即清创，充分冲洗，对Ⅱ型及Ⅲ型开放性骨折应在 24～72 小时内反复清创冲洗；⑤稳定骨折；⑥伤口开放 5～7 天；⑦早期行自体骨移植；⑧伤肢康复锻炼。

# 第二节　急诊检查和伤口处理

## 一、最初处置和抢救

患者到达急诊室后，创伤小组应立即对患者进行详细全面检查。进行必要的通气、心肺复苏和抗休克治疗。应该常规拍摄胸部、骨盆、颈椎侧位的 X 线片，建立静脉输液通道，采集标本并送实验室分析。如病情稳定，要对骨盆及脊椎进行检查，轻柔地去除在事故现场所做的部分包扎及夹板，以暴露受伤肢体，如有活动出血，应该加压包扎或使用止血带，不应钳夹血管，这将损伤血管或夹伤邻近神经。清创术与骨折的稳定最好在受伤后的 6 小时内实施。

应对患者肢体的血运和神经功能进行检查。在检查时，肢体最好置于接近于正常的位置，通过皮温、毛细血管充盈、静脉充盈和外周动脉搏动的状况来评估肢体的血液循环状态。任何明显的关节脱位或突出的骨折块导致的对软组织或血管神经组织的受压都应去除，如脉搏消失是由于骨折移位导致的血管绞闭或血管的脉压降低，复位会恢复血流灌注。复位后动脉血灌注恢复的好处，远远大于由于复位使浅部污染物或异物带入伤口深处的弊处。应重新检查复位后的脉搏，如果脉搏在复位后仍不出现，必须进行 Doppler 检查，应仔细观察一段时间肢体的血运，因为内膜的损伤通常导致迟发血管闭塞。如果在 Doppler 检查以后脉搏仍缺失，必须行血管造影或直接探查，随着复苏、血压的升高将会增加受伤肢体组织内的压力，导致骨筋膜室综合征。应对增高的前臂、小腿或足的骨筋膜室压力进行测压。

对肢体进行压觉和轻触觉的检查，必要时应对肢体特别是上肢进行两点分辨觉的检查。对于运动功能的检查有时比较困难。由于疼痛，患者很可能不愿活动肢体，这需要医生将伤肢尽可能置于正常对位的位置上，并确实固定，以最大限度地减少病痛。上述检查应与健肢进行对照，以减少漏诊的发生。

接下来要对伤部的皮肤进行检查，描述伤口的大小、形状、边缘是否有挫伤，表面污染是否严重，是否存在皮肤剥脱，是否合并有烧伤等情况。如有条件，可对伤口照相和画图，这不仅有利于临床资料的汇集，也有利于患者及家属对病情的理解。

在急诊室的初始评估后，用消毒敷料包扎伤口并固定患肢，在病历上记录伤口的范围、程度或绘制成图。对于多发创伤患者，25%的骨骼损伤被遗漏，但这些损伤经常发生在手和足。

原则上不宜在急诊室对创面进行探查，这不仅仅会给创面带来进一步的污染，而且与手术室内麻醉下彻底的探查术相比较，这样探查的结果是很不完全的，并且易造成进一步的损伤与出血。也不宜为减轻疼痛和探查伤口使用局麻，这将干扰对病情及检查结果的判断。在急诊室内取材行细菌培养的作用还有待进一步证实，但应明确的是，应在急诊室开始应用广谱抗生素。

对已经包扎固定的骨折创面，不易反复打开敷料进行检查。有研究表明，医院急诊室空气中菌落数量可高达 5000CFU/m$^3$，远远高于 500CFU/m$^3$ 的国家标准。在这种环境中暴露创面，会使医院环境中存在的具有很强抗药性的致病菌污染创面。Tscherne 已证实，反复打开伤口敷料或忽视对创面的急诊室处理，会使开放性骨折的感染率增高。这就要求在对开放性骨折的检查过程中保持一致，医生初次检查后应有详细可靠的记录，并画草图，使下一位医生能够通过医疗记录正确地了解病情。

有时，仅在骨折部位附近一个很小的破口，通过初步检查不能确定是否为开放性骨折，有人推荐在骨折间隙（关节内骨折可在关节腔内）注射亚甲蓝，观察蓝色液体是否自伤口内溢出。但这种操作可能会增加污染的机会，且由于组织瓣的作用，可能在真正的开放性骨折伤口内却无蓝色液体流出。正确的方法应是行正规的清创术，在术中追踪伤口是否与骨折端相通。

## 二、病史

对患者进行过初步处理后，应向患者、患者家属、目击者、现场抢救医生等人询问详细病史。亦应询问患者是否患有其他疾病，重点包括心肺疾患、糖尿病、是否使用激素和免疫抑制药物。还要询问患者伤后至来院前使用的药物，除非肯定近期注射过破伤风抗毒素，所有患者应常规注射破伤风抗毒素 1500U。

一般在患者病情平稳后才开始摄 X 线片，应常规摄颈椎侧位、胸片和骨盆片。除非患者病情危重不易搬动，应在抢救室内摄片外，应尽可能在放射科摄片。应包括标准的正侧位片，X 线片范围应包括骨折远近端的关节，如有必要应摄特殊位置的 X 线片。对于那些复杂骨折如涉及关节、骨盆、头颅的骨折还应行 CT 检查。在患者进行 X 线片检查时，伤肢应用无菌敷料加压包扎并确实固定。对于有血管神经受压的骨折脱位，宜首先将脱位进行复位固定后再去摄片。

# 第三节　清创术

## 一、清创术的准备工作

对于严重多发损伤的患者，应成立一个由多个相关科室组成的手术组。对于骨科医生来说，不仅要了解骨折处骨结构的各种特点，还应了解软组织损伤的情况和细菌污染程度，进行开放性骨折的分类，综合全面情况确定系列的治疗方案，包括急诊手术清创、骨折固定、伤口闭合、抗生素应用、多发伤的处理、术后患者的监护、伤口换药、二期植骨术、组织功能重建等。特别强调术后具有连续性的康复计划情况。医生应非常清楚正确及时的最初处置方式是决定治疗效果的最重要因素。在开放性骨折的手术过程中存在诸多不确定因素,应充分准备好骨及软组织手术的各种器械。包括骨折固定的全套内固定器械、显微外科器械。医生术前应考虑到术中是否使用X线设备,患者采取何种体位,是否行髂骨取骨植骨术等。

已经证实,医院环境内的致病菌较来院时已经在伤口表面存在的细菌有更强的致病能力。为避免或减少医院环境内致病菌对开放性骨折伤口的污染,手术宜在开放性骨折专用手术间内进行,这可保证手术环境清洁并且具备骨折手术的常用辅助仪器和设备。

## 二、冲洗与清创

清创术是处理开放性创伤的一种手术方法。包括切除失去活力和被污染的创面和组织,清除异物,使其成为由健康组织组成的新鲜创面,仅含有极少细菌,为闭合创面及修复重要结构创造条件,以达到防止感染、缩短疗程和减轻残废的目的。

患者在到达手术室并麻醉后,首先选择并固定好患者的体位。去除伤口敷料和固定物,一名医生牵引肢体,在肢体近端放置气囊止血带。其他医生开始刷洗肢体,刷洗的皮肤范围要符合手术要求,常规要求用消毒肥皂水刷洗三遍,也可用外科医生刷手制剂来替代。刷洗过程中可用敷料覆盖创面,冲洗用的水最好为无菌液体,如无条件,仅可在冲洗皮肤时使用自来水,在冲洗创面时应用无菌盐水。刷洗完成后,用消毒手术巾擦干水滴,开始消毒铺巾。在刷洗过程中,应使用专用的刷子、水桶、冲洗槽等物品,并有专人对接触开放性骨折创面的物品进行消毒和管理,以避免在操作过程中造成开放性骨折创面的污染。

清创术的原则包括:①凡肉眼所见的异物和污染,失活的组织均须逐一清除和切除;②对已清创的创面尽量避免再污染、再损伤;③尽量减少对组织的创伤,因此要用锐利的刀片切割组织,少用剪刀,不做大块钳夹和结扎组织;④手术从创口的皮肤边缘开始,由浅入深直至创底,必要时可扩大切口;⑤要彻底止血、清除血块,减少结扎线头和其他内固定物等;⑥清创完毕后,创面应由新鲜、健康组织组成,无异物、无空腔、无血块,污染极微。

有人建议在开放性骨折的清创术中不使用止血带,理由是软组织损伤严重且部分组织缺血甚至坏死,使用止血带会加重局部组织的缺血,导致进一步的损伤。然而在临床工作中,四肢开放性骨折大多使用止血带,它可以控制出血使创面清晰,有利于手术操作,在血管神经等组织修复手术过程中必须使用止血带。使用止血带的主要缺点是在放松止血带后,造成毛细血管充血,短时间内创面渗血较多,并造成组织肿胀不利于伤口的闭合。

开放性骨折的软组织损伤污染严重,有些病例在就诊时已经是在伤后 6～8 小时以上,一次清创不能完全清除掉所有的坏死和失活组织,需要在以后的 48～72 小时内反复多次清创才能得到一个干净的创面,加之软组织缺失多、肢体肿胀等原因,故这些病例不具有一期闭合伤口的条件,患者需要在 24～48 小时间隔重复清创,直到没有坏死组织出现。

### (一)冲洗

用无菌盐水对创面的冲洗是清创术中的必要步骤,有人建议术中冲洗液应不少于 10L,加压冲洗可使细菌数量减少 100 倍。冲洗的作用在于:①冲洗掉血迹和附着物,使创面结构清晰。②极大地减少了细菌的数量。③恢复了组织的颜色,有利于区别坏死组织。④使某些深部结构得以显示。

术中冲洗液量与开放性骨折创面大小、手术时间长短、手术内固定方法有关。一般来讲，创面小、手术时间短、行外固定的骨折术中冲洗量少。经验表明 Gustilo-Ⅲa 型胫骨开放性骨折行接骨板内固定术一般需 7~10L 林格液或生理盐水。创面经过第一次冲洗后，创面软组织内细菌数量等级自 $10^4$~$10^6$CFU/g 降至 $10^2$~$10^3$CFU/g。

有人建议冲洗液中加入抗生素，我们认为单独林格液和生理盐水已足够，如有必要，可加入化学消毒剂，不提倡在冲洗液中加入抗生素。

### （二）皮肤皮下组织

对于软组织损伤较小的创面，可通过一个梭形切除便可得到一个清洁的创面。但多数情况下，医生所面对的是一个大的不规则的创面，在开始切除皮肤及皮下组织前，医生应考虑以下方面的问题：①皮肤及皮下组织损伤的范围；②是否存在皮肤剥脱；③计划好延长切口的方向和长度；④确定是否与邻近伤口相连；⑤损伤形成的组织瓣是否能成活；⑥可以去除皮肤的范围；⑦是否有足够的皮肤及软组织覆盖折端；⑧尽量保护浅静脉；⑨创面及延长切口应有利于对深部组织结构的探查。

去除皮缘 1~2mm，对健康的皮肤应尽量保留，特别是位于胫前、手和足的皮肤，应尽可能少去除，有时有挫伤的皮肤也能够顺利愈合而不发生坏死。术中应使用锋利的刀片，垂直于皮肤表面来切除皮缘，必要时术中要更换刀片，以保证取得边缘整齐的皮缘。对于创伤形成的皮肤瓣，应按照重建外科组织瓣基底宽与高的比例来进行清创，比例一般遵守基底宽:皮瓣高度＝1:2 的规律，对于过长或临界水平的皮瓣应在放松止血带条件下仔细检查皮缘出血状况和毛细血管充盈情况，对于血运有怀疑的部位，如条件允许可不闭合伤口，对皮瓣进行观察，行延迟清创术或延迟伤口闭合。开放性骨折的肢体常常伴有大面积的皮肤剥脱，甚至是整个肢体的皮肤完全剥脱。由于皮肤及皮下脂肪与深筋膜剥离，如简单原位加压包扎可导致皮肤及皮下脂肪坏死，继而出现感染，从而危及患者的生命。对于大面积的皮肤剥脱应将剥脱的皮肤切下，行反取皮后，植于清创后的创面上，一般会有 90%的植皮成活。

### （三）筋膜

对于坏死、受损严重或污染严重的筋膜应彻底清除。

### （四）肌肉

由于肌肉富含水分，其本身易受冲击波的损害。在高能损伤的开放性骨折中，有时虽然皮肤破口很小，但由于骨折端或骨块移位很大，会对肌肉组织造成广泛的损伤。坏死的肌肉是细菌最好的培养基，应尽可能去除所有坏死的肌肉组织，但在清创术中对肌肉坏死的判断是很困难的。特别是在Ⅲb、Ⅲc 型开放性骨折中，去除整条肌肉或整个骨筋膜室内的肌肉也不是很少见。肌肉组织代偿能力极强，存留 10%的肌纤维便可保存功能，可在第 1 次清创中保留肌肉边缘的部分，在后期清创术中可观察肌肉组织是否坏死。也有人建议对怀疑有坏死的肌肉便可立即去除，保存生命比保留功能更重要。

目前对肌肉状态的判断是根据 4C（color 颜色、consistency 张力、contractility 收缩、capacity to bleed 出血）的标准。在这 4 个指标中，张力和出血两项最可靠，也有人认为是收缩和张力因素最可靠。这说明，对肌肉状态的判断应全面认真综合考虑，临床医生的经验就非常重要了。

（1）颜色：颜色的指标有时很难判断，颜色暗甚至发黑仅代表肌肉表面浅层肌纤维的血运状况和出血情况，如去除浅层肌肉，深层肌组织很可能是正常的。坏死肌肉组织常为黄灰色，与正常鲜红的肌肉有较明显的区别。

（2）张力：肌肉张力可提供一个客观指标。在清创术中，受损肌肉可与正常肌肉进行对比。用镊子轻夹肌肉组织，肌纤维会收缩，并且肌肉很快会恢复其外形而不留有钳夹的痕迹，如轻柔的钳夹也会在肌肉表面留下印迹，则肌肉很可能是坏死了。

（3）收缩：在清创术中，如肌肉有收缩便足以表明肌肉没有坏死，用镊子尖轻夹肌纤维或所支配的神经，如肌肉收缩良好，就应予以保留。

（4）出血：肌肉组织受到碾挫，虽然有动脉通过，但毛细血管内却没有血液流动。只有自肌肉表面缓慢、持续的渗血才表明肌肉的出血能力良好。

## （五）肌腱

肌腱对功能的恢复至关重要，应尽可能保留肌腱。肌腱组织不易发生感染，清创的关键是保留腱周组织，术中应尽可能用冲洗的方法来去除对肌腱的污染。如不能保留腱周组织，应用肌肉、皮下脂肪来覆盖肌腱。如伤口不闭合，肌腱不宜直接暴露在伤口内，宜使用灌洗等方法保持伤口湿润以防肌腱干燥。

## （六）骨

如果没有肌肉等软组织的存在，因为血供差，骨组织极易发生感染。对于小的没有任何软组织附着的皮质骨骨块可去除；而对于相同的松质骨小骨块，可将其当作植骨块来使用。如果骨折片很大，影响肢体的长度、对线和关节的完整性应给予保留。如骨块有任何软组织相连，说明骨块有可能获得血供，不应去除。对于骨块，可使用浸泡、煮沸、微波、高压消毒等方法来消除污染。

与肌腱组织相同，骨组织也不应直接暴露在伤口中，应使用各种软组织来覆盖，或用灌洗的方法保持湿润。

## （七）关节

涉及关节的损伤，原则上应对关节腔进行探查。如伤口较大，可很方便地打开关节腔进行清创术，如涉及关节腔的伤口很小，切开关节行清创探查术将会带来不必要的损伤，使用关节镜探查受累的关节腔或许是一种更好的方法。

## （八）神经和血管

对于在清创术中所遇到的小的出血应遵循清创术的步骤自外向内、自浅入深逐步结扎或电凝止血。对于毛细血管渗血只能是采取一定时间的压迫方法。应该在清创术前明确影响肢体血供的大血管损伤，对于肢体失血运 ＞8 小时的病例，应慎重恢复血液循环。如需修复血管，应有血管外科经验的医生在场，以简练的方法快速完成清创操作，以争取时间，尽快恢复肢体的血运。

对于断裂的神经应尽可能给予吻合，如不能一期进行修复，应给予标记，以便二期手术时辨认。

## （九）筋膜切开术

在开放性骨折术后，特别是伴有血供重建术后，肢体的肿胀严重，常导致骨筋膜室综合征的发生。为预防骨筋膜室综合征的发生，应常规行筋膜切开术。

如开放性骨折的软组织损伤较轻，可在清创术后，通过创面行筋膜切开术，以达到减压的目的。如果软组织损伤重、手术时间长，特别是在修复血管损伤后，应对肢体的各个骨筋膜室进行筋膜切开术。小腿常取外侧纵切口，首先行小腿外侧骨筋膜室减压，然后向前内切开小腿前侧骨筋膜室的外侧壁，最后向后内切开小腿后骨筋膜室（深、浅两个骨筋膜室）。切开后用手指伸入到各个骨筋膜室中以确认各室得到充分彻底的减压。减张切口不宜闭合，宜在肢体肿胀消退后使用植皮或直接缝合的方法来闭合。

# 第四节  早期截肢

由于骨科手术技术的发展，使过去常需采用截肢术的肢体得以保留。造成截肢术的主要原因是不可恢复的肢体血液循环和不可控制的感染。现在，临床上越来越多地保留肢体，但最终结果与人们所期望的目标相差很大，保留的肢体功能不能达到令人满意的结果。在国内，几乎所有患者都在急诊手术时选择保肢治疗，其中的绝大多数患者虽然经过数年的多次重建手术，但还是不能返回原工作岗位及独立生活，可在医生复查随访时，仍反对行截肢术。但也确有一些患者，在保肢治疗的数年内，对重建手术失去信心，最终选择了截肢。由于损伤的性质是很难判断的，在这个领域的骨科医生的个人经验也有限，通常不可能在损伤的预后判断清楚之前就做出保肢或截肢的决定。伴有血管损伤需要修复（Ⅲc 型损伤）的严重损伤肢体，常让医生进退两难，这方面的研究结果很少，前瞻性的分级标准还未广泛应用。有关受伤肢体的评分标准有多个，其中经过回顾性和前瞻性研究的评分标准为 MESS 评分。如评分≥7 分，建议行截肢术，如评分≤6 分，则保肢的结果好。在 62 例Ⅲ型胫骨开放骨折的回顾中，Candle 和 Stern 发现 Gustilo-Anderson 分类可指导预后，Ⅲa 型损伤的并发症很低，Ⅲb 型较严重，而Ⅲc 型特别严重的并发症达到 100%，二期截肢达到 78%。Lange 等分析了 23 例伴随血管损伤的胫骨开放骨折，在 1 年的随访观察中，14 例（61%）接受截肢的患者没有出现并发症和功能缺失。相反，所有接受保肢的患者需要多次手术，伤口经久不愈，胫骨治疗出现问题。其建议：因为在近来的报告中Ⅲc 型损伤中总的截肢率已达到 60%，所以在决定保肢前应实际地评估功能后果。

Bondurat 等认为目前还没有一个较明确的截肢适应证标准，需要一个客观的对肢体估价的方法以明确是否行截肢术。在他的文章中延迟截肢的残废率、手术次数、医疗费用、住院天数是一期截肢术的 2 倍，死亡率是一期截肢术的 20.7 倍。并且延迟截肢的截肢水平比一期截肢术的肢体平面高。Georgiadis 等比较了共 16 例用先进的游离皮瓣技术挽救的肢体与 18 例一期行膝下截肢的病例，发现前者的并发症、手术次数、住院时间、医疗费用、肢体完全负重行走时间均明显高于后者。前者的踝关节活动受限，不愿工作，认为自己是残疾人及认为在工作及娱乐活动时困难多的人数也高于后者。上述两项研究认为，如果实施适宜的早期截肢标准，会改善功能、缩短住院日、减少患者和政府的经济负担。最近，几位学者也认为，对于那些受过创伤并接受保肢的患者，虽然肢体得到了挽救，但大多数患者的日常生活和家庭关系已被延长的重建手术摧毁；认为对功能有疑问的下肢严重损伤，早期截肢和安放假体优于保肢。Lange 说过，缺乏对这种严重损伤的认识和缺少多方会诊使外科医生不可能做出一期截肢的决定。相反，他会成功地但又不切实际地保留了肢体。Lange建议Ⅲc型胫骨骨折一期截肢的绝对适应证为：成人胫后神经彻底破损；挤压伤伴随热缺血时间＞6小时。相对适应证为：严重多发伤；严重的同侧损伤；预期行多次软组织延长和骨重建的。

但在临床随访中发现，早期截肢确能减少并发症、缩短病程、减轻经济负担，但对日常生活和工作质量的改善是不确定的，因为日常生活和工作的需求每一个人都不一样。与保肢相比，使用假肢会在夜间起床、淋浴、紧急情况下逃离危险区域带来极大不便。所以，对于那些足底有感觉的肢体应尽力保留。

由于目前还没有一个较明确的截肢适应证标准，创伤小组应仔细检查肢体和伤口情况，进行必要的会诊，然后同患者和家属（可能有被截肢者在场）进行坦率的讨论，讲明保肢和截肢的不同结果，最后由对此事最关心的患者本人做出决定。

# 第五节　骨折的稳定

## 一、骨折复位固定的重要性

清创完成后，应稳定骨折，骨折稳定的同时也稳定了软组织，在解剖位置的骨的固定将恢复血管神经和肌肉的排列结构、降低炎症反应、改善静脉回流、增强局部血管再生，也会防止过度移位损伤软组织和血管神经。骨折的稳定会减少无效腔和诸如疼痛、水肿、僵硬、骨质疏松等问题。最后，骨折固定后允许患者活动将减少呼吸系统的并发症和护理的困难。骨折的固定也允许患者较容易地转运和有利于伤口的后续治疗。骨折复位固定允许肌肉和关节早期活动，使肢体尽早恢复其功能。Salter、Mistchell 和 Shepard 的研究表明，髁部骨折的早期牢固内固定使得关节得以早期活动，这是关节软骨愈合、预防关节僵硬和关节内粘连的基础。在多发创伤的病例中，骨折的早期复位固定能改善心肺功能，预防血栓形成，减少并发症的发病率和死亡率。

骨折固定的方法很多，包括石膏、牵引、外固定和内固定。也可以是上述方法相互间的组合。骨折固定的方法各有优缺点，不可能使用一种方法来治疗所有的开放性骨折。对于在工作中偶然治疗开放性骨折的医生，宜选用简单的方法来治疗开放性骨折，因为方法越简单，出现问题的可能性越小，后续治疗就会越容易。而对于经常治疗开放性骨折的医生来讲，应熟悉所有骨折固定的方法。

## 二、石膏

现在已很少单独使用石膏来治疗开放性骨折了。主要是由于石膏不能足以稳定折端，又妨碍伤口的处理。但对于 Gustilo-Ⅰ、Ⅱ型开放性骨折，伤口小且骨折端经手法复位后稳定，可使用石膏来固定，特别是在儿童病例中。

一般使用管型石膏来固定肢体。在石膏固定后，一侧用石膏锯开口，以适应肢体的肿胀，同时也可提供较好的稳定性。石膏应包括骨折的远近关节，常规开窗以便观察伤口愈合情况和伤口换药。如果伤口愈合，可更换一个更加贴附的石膏管型、支具或内固定，也可将石膏与斯氏针相结合来使用。在外固定架未普及使用前，曾用斯氏针穿过骨折的远近端以控制不稳定骨折，并将斯氏针固定在石膏内。由于外固定架的广泛应用，现在已很少再看见用此种方法来治疗开放性骨折了。但在经济不发达地区，此种方法可能仍是一种经济可靠的治疗开放性骨折的有效方法。最好使用带螺纹的斯氏针，使针不易松动，减少针道感染的发生。一般在 8 周后拔除斯氏针，改用管型石膏或支具来固定。这种针与石膏相结合的方法常用于胫骨开放性骨折，也可用于前臂开放性骨折。

### 三、牵引

在临床工作中，基本上看不到使用牵引治疗开放性骨折直至骨愈合的病例。牵引仅在某些特殊阶段或病例中使用。牵引不能够提供折端足够的稳定，且住院时间过长。在开放性骨盆骨折清创术后使用牵引术可维持至骨盆骨折愈合。在清创术后确定行二期髓内针固定的骨折，可使用牵引维持折端的力线和长度至二期手术时。有时由于骨折复杂、出现意外情况、技术前计划在术中未能有效固定折端，可在术后加用牵引以保证折端的稳定。有时在初次骨折固定后，固定物或装置失效，在再次手术前用牵引的方法来维持折端的暂时固定。由于外固定架的广泛使用，牵引的应用范围被极大地缩小了。

### 四、外固定架

在 20 世纪的中后期，外固定开始被广泛应用。在第二次世界大战期间被广泛用于战场。在 20 世纪 50—60 年代主要使用双臂 Roger-Anderson 型外固定架，在那时，外固定架的组装方式不灵活，对于外固定架的生物力学原理与骨折愈合的关系也知之甚少。至 20 世纪 70 年代出现了 Hoffmann 外固定架，它使用起来较前者就灵活多了。Fisher 和 AO 组织对外固定架进行了改进，将双臂的贯通穿过肢体的针改为单臂外固定架，使外固定架可以治疗绝大多数的开放性骨折，外固定架的组合也更加多样化。

Ilizarov 外固定架和组合式外固定架可以与拉力钉配合使用来治疗关节内骨折，也可用于治疗大块骨缺损而不需要植骨术。

外固定架治疗开放性骨折的优点是：操作简便快速；足以稳定折端；可获得解剖对位；对软组织损伤小，便于伤口的操作；可进行肢体的早期功能锻炼。

外固定架治疗开放性骨折的缺点是：有时外固定的组装烦琐费时；对肌肉、肌腱、软组织有损伤；妨碍局部软组织重建的手术操作；针松动和针道感染；延迟愈合和不愈合。

外固定架的使用应遵循以下原则：彻底的清创术是治疗开放性骨折的基础；外固定架的使用不应妨碍伤口的处理；尽可能取得解剖复位和折块间最大面积的接触；避免损伤神经血管和肌肉组织。

外固定架的适应证：一般而言，如开放性骨折的感染可能性小，宜选用内固定，反之宜选用外固定架。所以外固定架主要用于治疗 Gustilo-Ⅲ型开放性骨折，特别是Ⅲb 和Ⅲc 型开放性骨折。

对于上肢骨折，由于致伤能量低，且软组织丰富，一般使用内固定的方法来固定折端。对于Ⅲb 或Ⅲc 型肱骨干开放性骨折，可使用单平面单臂外固定架来固定折端。在上肢另一个经常使用外固定架的骨折是桡骨远端粉碎、不稳定的关节内骨折，外固定架一端固定在桡骨背面，另一端与第 2、3 掌骨相固定。

骨盆开放性骨折是使用外固定架的最佳适应证之一。两侧髂嵴各 2 枚针可固定大多数的骨盆环损伤，特别是"开书型"骨盆开放性骨折。

尽量不使用外固定架来治疗股骨干开放性骨折。因为外固定架常常不能使股骨干折端充分稳定，且外固定针穿过股部肌肉，妨碍肢体的活动。而对于股骨远端的粉碎骨折，因固定物不能有效稳定折端，可使用超关节外固定架、组合式外固定架或与拉力钉结合使用来稳定折端。对于Ⅲb和Ⅲc型股骨干开放性骨折可使用外固定架暂时固定，待软组织愈合后用内固定物来替换。

使用外固定架最多的地方是小腿开放性骨折，这包括胫骨平台骨折和胫骨远端骨折（Pilon骨折）。虽然有报道认为可使用较细的实心的不扩髓髓内针治疗胫骨开放性骨折，但外固定架在治疗开放性胫骨骨折方面具有其不可替代的优越性。

外固定架可使用直至骨折愈合，也可在软组织愈合后使用石膏/内固定物来替换。外固定架常常与拉力钉配合使用。但也有人反对与拉力钉结合使用。

## 五、内固定

在传统习惯上，由于惧怕感染，在开放性骨折中使用内固定方法是相对适应证。但在近10年来，这种观念发生了巨大的变化。第二次世界大战后，对开放性骨折的诊治有了很大提高。在朝鲜战争和越南战争中，军医通过使用早期彻底清创、冲洗、开放伤口、使用石膏或牵引来固定折端，显著地降低了感染率。

自20世纪70年代以来，文献报道的开放性骨折总感染率在2.1%～9.4%。1972年Gustilo和Anderson所报道的感染率为Ⅰ型为0，Ⅱ型为3.8%，Ⅲ型为9%；总感染率为3.2%。但这些骨折未使用内固定物。在其后的报道中，感染率为：Ⅰ型为0，Ⅱ型为1.9%，Ⅲ型为18.4%；总感染率为8.9%。Gustilo解释感染率增高的原因为病例中Ⅲ型开放性骨折比例增大。在Ⅲ型开放性骨折中使用内固定的感染率为28%，使用髓内针一期固定开放性骨折的感染率为9%～13%。对于行严格彻底清创术，且一期不闭合的Ⅰ型开放性骨折，使用内固定物的感染率与闭合骨折相同。近年来，由于伤口处理技术、抗生素使用和内固定技术的发展，一期使用内固定治疗开放性骨折的适应证发生了变化。Gristina和Rovere认为金属内固定物的存在不促进细菌的生长。也有研究表明内固定带来的折端稳定较一个不稳定的折端对感染具有更强的抵抗力。

在过去，一些随机、配对的前瞻性研究表明，与内固定相比较，外固定的感染率低，骨愈合率高。但在同期的研究文章中，Lottes等人使用实心胫骨髓内针治疗胫骨开放性骨折的感染率仅为7%，而无一例不愈合。

在20世纪80年代，内固定治疗开放性骨折的水平有了显著的提高，平均感染率为8.9%。慢性骨髓炎的发生率为0.8%，无骨折不愈合发生。

也有许多文章对各种固定方法进行了比较。Bach和Henson随机治疗59例胫骨开放性骨折，使用接骨板内固定感染率为35%，而使用外固定架则为13%。许多学者认为使用扩髓髓内针治疗开放性骨折的感染率很高，最高可达33%。然而O'Brien等随机前瞻性研究了扩髓和不扩髓带锁髓内针治疗胫骨开放性骨折，感染率仅为4%和0。Schemitish等使用激光多普勒血流仪测量了扩髓与不扩髓髓内针治疗羊胫骨开放性骨折部骨痂的血供，在扩髓后局部血流明显降低。但比较两组第2、6、12周的骨痂形成没有差异。

但应明确的是，内固定方法必须通过进一步对肢体的手术操作来实现，一旦出现并发症将会比外固定的并发症严重。使用内固定治疗开放性骨折成功的基础是：①严格选择适应证；②彻底的清创术；③完美的内固定技术；④患者积极配合的术后护理。

（1）一期内固定的适应证：在进行一期开放性骨折的内固定时，应考虑以下几个方面的因素：①骨折的特殊性；②医生的能力；③必要的仪器设备和植入物是否可用；④社会因素；⑤心理因素；⑥经济因素。

对于关节内骨折、某些骨干骨折、伴有血管损伤的骨折、多发创伤的主要长骨骨折以及老年人的开放性骨折可行一期内固定手术。

关节内骨折时关节软骨愈合的关键是骨折块间的加压。Llinas 等的研究表明，如关节面移位小于关节软骨的厚度，骨折可顺利愈合。多项研究表明，关节的早期康复锻炼（连续被动活动）是取得最佳疗效的必要手段，而一期内固定所取得的骨折端的稳定为关节早期活动创造了条件。对于骨折端已解剖复位且稳定、患者预期寿命短、患有神经疾患以及肢体瘫痪的关节内骨折可不使用内固定。

一般来讲，开放性关节内骨折大多为Ⅰ型开放性骨折，在严格清创术的基础上，Ⅰ型关节内开放性骨折一期内固定的感染率与闭合性关节内骨折相同，而Ⅱ、Ⅲ型开放性关节内骨折感染的危险性就增大了。但不管怎样，内固定使骨折端稳定对降低感染发生的作用要远远大于促进感染发生的作用。

近年来相关开放性骨折的感染率增高，主要是由于那些在过去常常行截肢术的肢体，通过显微外科重建技术得以保留。这些骨折通常是Ⅲ型开放性骨折，伴有大量软组织丢失、严重的肌肉损伤、大块骨缺失以及神经血管损伤。对于这种严重骨折，常常把外固定架作为固定骨折的首选方法。但如果在治疗计划中拟行多次软组织重建术，由于外固定架针的妨碍，使得医生考虑尽可能使用内固定的方法来稳定折端，而更有利于后期的多次手术操作。而使用拉力螺钉可减少外固定架固定针，但 Krettek 报道使用拉力钉的病例延迟愈合和不愈合率有增加。

多发长骨骨折是多发伤患者的死亡原因之一。多发伤患者在复苏后死亡多由胸、腹创伤和呼吸衰竭引起。Trunrey 等认为急性呼吸窘迫综合征的主要原因是多发长骨骨折、休克、大量失血和骨盆骨折。一期固定主要的长骨骨折特别是股骨干、不稳定骨盆骨折和脊柱骨折可能会挽救患者的生命。但手术方案的确定，有待同普外科、胸外科、脑外科以及麻醉科医生会诊后才能确定。对于股骨干骨折建议使用不扩髓髓内针固定，因扩髓会增加多发伤患者肺部损害的发生。使用外固定架固定小腿骨折，使用石膏固定上肢骨折。

骨折固定的原则同样适用于老年人，在老年患者中，肺及血栓的并发症大大高于青年患者，一期内固定对老年人尤为重要。但对于多发损伤的老年患者，为挽救生命，对于严重损伤的肢体可行截肢术。

（2）开放性骨折的内固定技术：医生应对骨折的粉碎程度有充分了解，取得解剖对位和牢固的固定。如果不能取得良好的骨折面间的接触和牢固的固定，不如不使用内固定。内固定的操作需要对软组织进行进一步的分离操作。内固定物最好通过开放创面植入体内，为了使有足够的软组织覆盖内固定物，内固定物的位置不一定是生物力学上的最佳位置。伤口不应常规闭合，使用肌肉等组织在无张力条件下覆盖骨折端和内固定物，不缝合深筋膜和皮肤。一般很少在行内固定手术的同时行软组织重建手术。

由于对开放伤口进一步的操作，常常形成软组织瓣。在临床上，这些软组织瓣的边缘常常出现坏死，故可以在伤后5天时行延迟一期伤口闭合以减少皮瓣边缘的坏死。如果骨折端和内固定物不能用软组织来覆盖，术后处理就显得尤为重要了，应使用林格液灌注的方法保持骨端及周围软组织的湿润以防止外露骨组织的坏死。早期用全层软组织覆盖伤口可加快伤口的再血管化，抑制感染的发生。可使用局部肌皮瓣，游离皮瓣来获得伤口的软组织覆盖。应尽可能在5~7天的时间内完全覆盖伤口。

内固定的优点在于可使患者及早开始肌肉和关节的功能锻炼。对于关节内骨折应在术后立即使用CPM练习器。对于使用带锁髓内固定的肢体，应尽早开始部分负重锻炼。

## 六、植骨术

骨折愈合依靠骨折端的稳定和充分的血供。在开放性骨折时软组织损伤严重，骨折常为粉碎性骨折并伴有骨缺失，建议在骨折部有充分血供后对粉碎性骨折及伴有骨缺失的骨折行自体松质骨移植。Rommens在其124例开放性骨折中，6%的Ⅰ型、29%的Ⅱ型、60%的Ⅲ型骨折均行两次以上植骨术。中等程度（2.5~7.1cm）的骨干缺损最常用的治疗方法是髂骨嵴松质骨的移植。因为大多数的胫骨开放伤口是在前正中，理想的是从远离受损软组织区域的后外侧做骨移植。允许在腓骨和胫骨剩余部分之间桥接，如果腓骨同胫骨在同一水平骨折，就应该实施腓骨的复位和内固定。植骨可能需要3~6个月的时间才能坚固到允许承重。如果植骨看起来不是很充分或者生长很慢，就需要多次植骨。如果骨缺损>7.6cm，外科医生应考虑使用游离腓骨移植或Ilizarov方法。

由于惧怕伤口感染，很少行一期植骨术。但对于软组织损伤较轻的Ⅰ、Ⅱ型开放性骨折，可以行一期植骨术。对于高能量损伤的Ⅲ型开放性骨折如使用接骨板固定则具有较高的延迟愈合的发生率，为避免接骨板断裂应常规早期植骨。

对于Ⅰ、Ⅱ型开放性骨折最佳的植骨时机是在伤口延迟一期闭合时。对于Ⅲ型开放性骨折，可在伤口闭合后，如无感染的征象，通常在6~9周内施行植骨术。对于创面不能有效闭合，有感染发生的创面，可在控制感染的条件下，使用开放植骨技术来植骨（也就是Papineau方法）。高质量、丰富的松质骨常取自于髂后上棘。如植骨量不大，可取自髂前上棘，这不需更换患者的体位，方便手术操作。

Gustilo建议在伴有严重粉碎、骨缺失或有广泛骨膜剥离的Ⅲ型开放性骨折中，如在3~6周后仍显示无早期骨痂形成应尽早行植骨术。如这种情况持续至12周，必须行植骨术。

应在住院期间就开始运动和力量的康复，然而肢体负重必须在骨折牢固愈合后。应让患者懂得，从治疗的开始到功能的完全恢复，简单的开放性骨折损伤至少需要6个月，复杂的损伤则需要2年的时间。

## 七、特殊部位的骨折

（1）足、手部开放性骨折：在健康的青年人中，手、足的血运非常丰富，伤口愈合快，感染发生率低，一般都可行一期切开复位内固定术。最常用的内固定方法是螺钉和克氏针，这样可使对软组织的损伤降低到最小水平。早期的康复锻炼对于手、足取得良好功能至关重要。

（2）踝关节骨折脱位：对于低能量损伤的Ⅰ、Ⅱ型开放性踝关节骨折，一期行内固定术的感染率与闭合性骨折相同。对于软组织缺损不多的Ⅲ型开放性踝关节骨折，一期内固定术可取得良好的结果。但对于需用大量内固定操作的高能量Ⅲ型开放性骨折，结果可能是不同的。在这种严重开放性骨折中，可使用克氏针和螺钉来恢复胫骨远端的关节面，对于干骺端的骨折最好使用外固定架来固定折端。

对于某些踝关节骨折，内固定方法可能不是最佳。如 Pilon 骨折在使用克氏针和螺钉恢复好胫骨远端关节面后，可使用外固定架临时固定干骺端骨折，维持力线。在伤口闭合 5～10 天时，如无感染的发生，可使用接骨板内固定来取代外固定架，也可同时行植骨术。但不管采用什么方法，早期的踝关节功能锻炼是获取踝关节良好功能的基础。对于某些踝关节骨折脱位，内固定不能提供足够强度的稳定应辅助使用外固定架。对于足踝严重损伤者，需多次反复长时间手术治疗的骨折，最终的功能仍很差，可考虑行早期截肢术。

（3）胫骨开放性骨折：对于Ⅰ、Ⅱ型胫骨开放性骨折，如骨折端稳定使用石膏固定便可以获得满意的功能。

对于不稳定的Ⅰ、Ⅱ和Ⅲa 型胫骨干中 1/3 开放性骨折，目前最流行的方法是使用不扩髓的带锁髓内针。在大多数的胫骨开放性骨折中，动力化的带锁髓内针便可提供足够的骨折端稳定，但对于胫骨干粉碎骨折，骨折两端螺钉均应使用。不扩髓带锁髓内针治疗胫骨干开放性骨折的感染率与使用外固定架相同，但畸形愈合和短缩的发生率却明显降低。Bone 等人建议在 8 周时动力化带锁髓内针以促进骨折愈合。也可以使用在术中使折端静态加压的方法，而无须在今后动力化髓内针。

选择何种方法固定Ⅲb、Ⅲc 胫型骨开放性骨折还存在争论。外固定架仍是首选的方法。但使用不扩髓髓内针治疗Ⅲb、Ⅲc 型胫骨开放性骨折报告日渐增多。Tometta 等前瞻随机比较了不扩髓髓内针与外固定架治疗Ⅲb 型 胫骨开放性骨折，二者感染率相同，但不扩髓髓内针畸形愈合率明显降低。Schandelmair 等的前瞻性研究表明不扩髓髓内针感染率为 2%，外固定架感染率（包括针道感染）为 49%。在 Henley 等的研究中，不扩髓髓内针与外固定架创面并发症的发生率为 11% 和 21%，畸形愈合率为 5% 和 24%。

一般认为扩髓带锁髓内针的感染率较高，不宜一期使用来治疗胫骨干开放性骨折。但可在二期行扩髓带锁髓内针固定以提高固定的稳定性并促进骨折愈合。

在大多数国家和地区，外固定架仍是治疗胫骨开放性骨折，特别是Ⅲb、Ⅲc 型胫骨开放性骨折的首选方法。对于稳定的胫骨骨折，可使用单臂、单平面外固定架。而对于粉碎骨折或多段骨折，应使用双平面单臂外固定架。对于胫骨远、近端的骨折，环形外固定架或组合式外固定有明显的优点，与克氏针和螺钉的内固定结合使用可使折端获得足够的稳定和复位，关节可早期活动。胫骨骨折所致的肢体短缩不能超过 2cm，因为小腿肌肉不能够代偿肢体的短缩必将影响肢体的功能。对于粉碎性骨折伴有骨缺失，应行植骨术，并保持肢体的长度。一般使用外固定架固定折端直至骨折愈合。在这个过程中，不宜使肢体过早负重，应将足保持在功能位，在 X 线片显示折端有骨痂生长后，才可开始肢体的负重。一般在伤后 6～9 周行植骨术，如果在 12 周时仍无骨痂形成，必须行植骨促进愈合。另外一种促进骨折愈合的方法是电刺激。

对于愈合不顺利的骨折，可改用其他方法，如石膏管型或带锁髓内针。一般在去除外固定架后 10～20 天确认无感染发生，行扩髓带锁髓内针固定，但这种方法仍有较高的感染率。

目前，在理论上，不推荐使用接骨板一期治疗胫骨开放性骨折，但由于国家和地区不同，医院的条件差异以及经济因素的影响，接骨板仍是治疗胫骨开放性骨折的一种选择方法。

对于严重的胫骨开放性骨折伴有血管神经损伤，骨折软组织丢失严重，需长期多次重建手术，有时感染已出现且不宜控制，行一期或早期截肢术或许是最佳选择。

（4）股骨骨折：虽然股骨有良好的肌肉覆盖和血供，医生在股骨开放骨折治疗中所面临的问题比其他部位的开放骨折要少，但应该明确的是造成股骨骨折的外力都是巨大暴力。对于多发创伤患者，迅速的股骨固定是理想的。当患者只是单纯的股骨开放骨折，最好也尽快冲洗、清创、稳定骨折。因为冲洗清创之后，骨牵引会增加感染的危险和导致呼吸系统的并发症以及护理上的困难。Ⅰ型股骨开放性骨折一期髓内针固定的感染率与闭合性骨折相近。对于Ⅱ、Ⅲa 型股骨开放性骨折一期髓内针固定与二期髓内针固定相比感染率没有增加。转子间骨折最好应用滑动髋螺钉。转子下骨折也可以用这种方法，带锁髓内针或重建钉也可应用。股骨干骨折使用扩髓带锁髓内针固定。股骨远端骨折的治疗既可以使用扩髓带锁髓内针，也可使用接骨板螺钉，这主要取决于骨折的类型和医生的经验。外固定架用于Ⅲb、Ⅲc 型、多发损伤患者的股骨开放性骨折的初期处理，在二期使用扩髓的带锁髓内针来替换外固定架。通常在损伤后 7～10 天才能确定最终的治疗方案。在股骨开放性骨折中，仍在使用接骨板固定，通过折端创面置入接骨板耗时很少，这对于有严重多发伤、生命体征不平稳的患者来说却非常重要。

（5）上肢骨折：相对于小腿而言，上肢骨有丰富的软组织覆盖，所受致伤暴力小，所以开放性骨折的并发症率低。对于Ⅰ型骨折的治疗原则与闭合性骨折相同。对于Ⅱ、Ⅲa 型开放性骨折，常使用接骨板固定。近来已有使用带锁髓内针治疗前臂骨折的报告。对于肱骨干开放性骨折来讲，如合并臂丛神经损伤是行内固定的最佳适应证。如伴有桡神经损伤，应在一期探查桡神经时进行内固定术。有文章证实一期髓内针固定较接骨板固定具有较多的骨不愈合发生率。对于上肢的关节内开放性骨折，亦应立即行内固定术。

# 第六节　伤口的处理

骨折的固定完成以后，骨缺损空腔可由含有抗生素的药珠填充，这是由混合有 1.2～2.4g 的妥布霉素或者 1～2g 万古霉素或者二者混合在一起的，再混合 1 袋（40g）甲基丙烯树脂，这些药珠可提供一个局部的抗生素缓储设备和保存为后续骨移植所占有的空间。暴露的韧带、关节和骨应该用邻近的软组织覆盖以防止干燥。如果皮肤周围的张力不高，可以缝合扩大的手术切口。在过去，暴露组织的临时覆盖是用浸透等渗盐水溶液的无菌纱布覆盖伤口，但是这会使伤口干燥。可选择猪皮或合成的生物敷料来应用。这些敷料的应用同皮肤移植是相同的，可以让伤口边缘清晰，一直无菌覆盖到下一次清创，可避免在病房内换药的疼痛以及院内感染。对伴有严重的软组织损伤的Ⅱ型和Ⅲ型开放性骨折者，延迟一期闭合伤口有其明显的优越性。经过反复多次清创后，一旦软组织伤口清洁，在损伤后的 5～7 天闭合伤口。这可以通过一些基本的直接缝合、皮肤移植、原位皮瓣或者带血管的游离组织移植来完成。如果治疗成功，便将污染的开放性骨折转变成清洁的闭合骨折。

在对开放性骨折按计划进行清创、稳定折端后，医生所面对是如何处理伤口。开放性骨折的创面闭合可分为：①一期闭合；②延迟一期闭合；③二期闭合；④小的创面通过肉芽组织覆盖瘢痕愈合。

开放性骨折创面闭合的方法有：直接愈合、植皮、带蒂皮瓣和游离皮瓣。

## 一、一期闭合伤口

在理论上不建议将开放性骨折创面一期闭合。一期闭合的条件是：原始创面清洁、污染轻；去除所有坏死组织和异物；伤口血运良好；患者的全身情况良好；伤口闭合时无张力；没有无效腔。

对于Ⅰ型开放性骨折，一期闭合不会有任何困难，但二期闭合会更加安全。对于Ⅱ型开放性骨折，应结合具体情况，慎重选择一期闭合伤口。对于Ⅲ型开放性骨折不应一期闭合伤口。

我们在临床工作中，将Ⅰ、Ⅱ型及部分Ⅲ型的开放性骨折创面一期缝合，但发现早期伤口感染率较高，这种感染主要发生在伤口坏死、愈合不良的基础之上，说明在我们的临床工作中一期缝合伤口的方法有待进一步提高。也有许多报道，一期行游离皮瓣覆盖伤口取得了很好的疗效，但行急诊游离皮瓣手术需显微外科技术、医生的精力及体力、患者创面情况和其他条件的协调。医生可根据医院的条件来确定是否行一期游离皮瓣手术。

建议：如医生在伤口闭合时不能下定决心，那么请记住这样的原则："如有任何疑问，开放伤口"和"所有开放性骨折的创面均应一期开放"。

## 二、伤口的开放

骨折在伤口闭合、无感染、血运良好的条件下愈合很快，所以 Brav 指出开放性骨折治疗的原则就是将开放性骨折尽早转变为闭合性骨折。在临床工作中，医生选择最多的方法是一期部分闭合伤口，而另一部分伤口开放。常选用肌肉、皮下组织等结构覆盖折端、内固定物、血管、肌腱、神经和关节面。缝合部分无张力的皮肤和深筋膜。

在清创和骨折稳定后，如决定不闭合伤口，应仔细对伤口进行包扎，应保障伤口能够得到充分引流。应清除无效腔和血肿，纱布应充填至深筋膜下，疏松的包扎可利用虹吸的原理引流伤口。建议在开放创面中也使用引流管，因为创面早期渗出的血液常在纱布上凝集，继而干燥形成敷料"硬壳"妨碍伤口的进一步引流。如果创面中的骨端、肌腱等结构未被软组织覆盖，应在伤口局部置管，滴入林格液以防止骨及肌腱干燥坏死。

在伤后 5 天内，不应常规在病房内更换敷料，这样可增加创面的细菌污染。如需换药，应在手术室环境下打开伤口，按照清创术的操作原则进行伤口探查。应详细记录伤口是否感染、气味、引流量、体液、白细胞数量等情况。对于Ⅲ型污染严重的开放性骨折，可在 36～48 小时后进行反复冲洗、清创。

当经过反复清创，在 5 天内不能闭合伤口时，创面内常发生坏死，甚至发生感染，这时可在病房环境内换药。应缩短换药的间隔时间，尽可能去除坏死组织，控制感染，促进肉芽组织生长。

开放性骨折伤口的开放不是绝对的，因为开放伤口的后续治疗非常烦琐，如医院的条件不能确保开放伤口后续治疗的顺利进行，应根据实际条件，可在无张力条件下闭合伤口。

## 三、延迟一期闭合伤口

对于健康的成年人，在伤后的 5 天左右时间内，开放创面组织的愈合病理生理过程与一期闭合创面无区别。如果在 5 天内闭合伤口，在 14 天时伤口强度与伤后立即缝合的伤口相同。所以把 5 天内伤口闭合称为延迟一期闭合。延迟一期闭合的优点在于降低伤口感染率，有利于伤口防御机制的建立。延迟一期闭合伤口的方法包括：直接缝合、植皮、局部皮瓣和游离皮瓣。

## 四、二期闭合伤口

如创面在 3～5 天内不能闭合，常发生感染并且存在较广泛的坏死组织。对于这种创面常需反复多次清创术，清除坏死组织控制感染，这样可获得一个有肉芽组织覆盖的创面，通过二期闭合的方法来覆盖创面。

## 五、减张切口

由于组织肿胀，一个没有软组织缺失的线状伤口有时也不能闭合。但通过减张切口，可使骨折端得到皮肤的覆盖。应了解减张切口实际是一种双蒂皮瓣，应该遵循软组织重建的原则，注意皮瓣的比例，也就是说两个伤口间距离不宜过近。同时也应该注意伤口间的皮肤是否有损伤。减张切口最好位于皮肤及皮下组织活动度大的位置如大腿和小腿近端，应避免在小腿远端及踝、腕部位做减张切口。多个、小切口的减张切口也是一种闭合伤口的方法，但在实际工作中应慎重使用。特别是在皮肤有损伤的部位使用。

## 六、植皮

在大多数病例中，创面的软组织健康、血运良好，植皮可能是一种闭合创面的最好方法。这样可以不采用减张切口的方法来闭合伤口（减张切口的闭合常需植皮术）。移植的皮肤不宜放在肌腱、骨的表面。

## 七、皮瓣

当软组织缺失较多时，不能用缝合和植皮的方法来闭合创面，常常需用皮瓣来覆盖。皮瓣的种类包括：局部筋膜皮瓣、局部肌蒂瓣、远位肌蒂瓣、游离肌皮瓣。作为日常工作中经常治疗开放性骨折的医生，应熟悉和使用各种皮瓣。一般皮瓣很少在清创后立即实施。因为在急诊条件下，受区、供区及医生的精力方面有许多不确定因素，一期清创后用皮瓣覆盖伤口也违反了伤口开放的原则。但在实际工作中，常常行局部肌蒂瓣的转移来覆盖骨折端、肌腱、血管神经、内固定物等结构，同时也就覆盖了大部分创面。如行皮瓣手术来闭合伤口，最佳时间是在伤后 5 天内进行。

使用皮瓣的部位大多在小腿，医生应熟悉腓肠肌、胫前肌、长屈肌和趾屈肌肌瓣。

## 八、生物敷料

在创面不能直接闭合，也不能使用皮瓣覆盖的条件下，可使用生物敷料和人工合成材料覆盖创面。这些材料包括经过特殊处理的异体皮肤、异种皮肤和人工合成材料。但在临床实际工作中，这些材料的使用指征很少，使用经验也很有限，仅在烧伤科内使用较多。这些材料具有皮肤或类似功能，经过特殊处理后可预防或治疗创面感染，这些材料的使用可为皮瓣转移术争取到部分时间，与自体植皮相结合，可节省自体皮的用量。

# 第二章　骨折的外固定

外固定是创伤外科、矫形外科常需单独或合并使用的固定方法之一。常用的方法有绷扎材料（石膏绷带、粘胶石膏绷带、高分子绷带等），小夹板，牵引术，外固定支架，肌腱、韧带加强装置等。

# 第一节　绷扎材料

## （一）石膏绷带

石膏绷带自 1852 年起至今用于骨科临床已有 100 多年历史，但仍是外固定治疗中应用最广泛的绷扎材料。具有能密贴肢体包扎，对被固定部位的长短、粗细、不同曲度等有良好塑形能力，硬化后有一定的坚固性，能保持所需要的位置，支持或消除患部的负重，避免异常活动等性质。常用于骨折复位后，骨关节急慢性炎症，骨、关节和肌腱做矫形术后，组织成形术（如皮瓣移植术、血管神经缝合术）后，关节扭伤，较严重烧伤等的固定，部分畸形的矫形，制造肢体模型等。

**1. 石膏特性**

石膏是天然的硫酸钙结晶（$CaSO_4 \cdot 2H_2O$）称生石膏。经磨碎成粉，加热至 100℃～130℃，脱去部分水分，成为非结晶的粉末（$2CaSO_4 \cdot 2H_2O$）称煅石膏，即医用的熟石膏，这种粉末遇水后能重新结晶，变硬。医疗上利用石膏这种特性，制成石膏绷带，用水浸泡后，包绕在患者需要固定的部位上，经过 10～20 分钟即可硬结成形，并逐渐干燥硬固，而起到固定作用。

**2. 石膏绷带的制作**

常用的石膏纱布，每平方厘米中有 9～11 条经纬线，去除纱布边缘可能存在的脱落的线段，以在制成石膏绷带包绕时有线条束住，常备规格为 4cm×5m、6cm×5m、120m×5m 等。石膏绷带和石膏粉保存时必须防潮，以免受潮变硬而不能使用，最好装于能密闭的容器内。

**3. 石膏绷带的应用**

（1）肢体的位置：用石膏固定某个部位时应包括邻近的 1 个或 2 个关节，以达到可靠固定的目的，被固定部位的适当位置原则上应根据整复后稳定程度而定，但时间长的固定，关节应置于功能位置（如关节僵硬或固定，能使肢体最大限度发挥作用的位置）。

（2）衬垫的置放：石膏绷带包扎分有衬垫石膏和无衬垫石膏两种。有衬垫石膏，用袜套一层或棉纸数层均匀地包绕在要上石膏的部位，在骨突处加厚衬垫。无衬垫石膏，仅于骨突处放置衬垫，其余部分放一层薄棉纸或不放。前者适用于肿胀明显时，后者适用于肿胀消退后。

（3）合理的浸泡方法：桶内盛水，将石膏放入，需全部浸入水中，待气泡冒完后取出石膏两手握两端轻轻向中间挤出多余的水分，以稍湿为好，易于磨平，贴紧，塑形。浸泡的石膏应立即使用，不论在水中或取出 10～20 分钟后逐渐变硬，则不能应用。浸泡水以室温即可，但以 20℃～40℃最佳，温度高低能影响石膏硬结的快慢。

（4）正确的包绕原则：如以肢体为例，应由远端向近端在肢体上以滚动的方式包绕，绷带应展平，均匀，不可拉紧包扎，包绕时也不可有皱折。第一层尤为重要，包绕时一般重叠 1/3～1/2，两端要加固，某些部位如关节或骨折处，石膏容易折裂处也应加固，可用石膏板（条）置于石膏绷带的包绕中。包绕至最后两层时宜将石膏边缘内衬的棉纸或袜套翻出贴于石膏上，再用石膏覆盖之，这样可使石膏边缘平整不易损伤皮肤而且美观，在包绕过程中随时用手掌或鱼际部摩塑石膏使其均匀平滑，根据部位及治疗需要而塑形。例如，前臂管型石膏应为扁圆形，足底部分应塑出纵弓和横弓，内外踝处应使石膏紧贴于肢体的凹凸部等，直至硬结为止。

（5）石膏固定的注意事项：石膏上应用红或蓝笔标明疾病名称，做过什么手术（如切开复位、钢板螺丝钉内固定术），写上包绕石膏的年、月、日，单位名称，术者。如能在石膏上把骨骼形态做一素描则更佳。

管型石膏包扎后，了解患者的自我感觉如包扎肢体有否固定持续的疼痛，肢体远端有否麻木、胀痛、发绀等，并通过外露的指、趾观察末梢血运、感觉、运动等，以确定石膏有否过紧和过松。过紧则为了避免肢体坏死，应立即将石膏全长纵行切开，直至皮肤，使之松解；过松则需重新包扎石膏。局部需换药或有疑问可以"开窗"观察，以防止压疮。

如肢体肿胀则应抬高患肢，抬高距离以高于心脏 15cm 为佳。

楔形切开矫正畸形。复查中如发现骨折有成角畸形，可在成角畸形的凹面横行切开管型石膏周径的 2/3，根据需要矫正的角度，以凸面石膏管型的壁为支点，将肢体的远端向凸面板按，以矫正畸形，然后用适当厚度的木块等填于切开之裂隙中，外加石膏绷带予以固定。

因肢体肿胀消退，肌肉萎缩而松动或因汗、水等使石膏变软，失去固定功能时，应及时更换石膏。

经常改变体位，鼓励患者做肌肉的收缩操练，未固定部位应多做功能锻炼。

（6）合并症：石膏可能产生的合并症：①局部血液循环障碍；②石膏远端的肿胀；③压迫性溃疡；④石膏"开窗"所致肿胀；⑤肢体畸形；⑥神经麻木；⑦肌肉萎缩和关节僵直；⑧化脓性皮炎（过敏性皮炎）；⑨胃肠道症状；⑩坠积性肺炎；⑪肾结石。

（7）石膏拆除：石膏固定时间已到或更换石膏或因血管神经受压或石膏内伤口出血不止，或有广泛感染，尤其是厌氧感染可疑，创口引流不畅，躯干部位石膏出现心肺合并症者，均应将石膏拆除。各种工具可交替使用，操作应细心，防止暴力误伤皮肤。拆除石膏后肢体肿胀者可用弹力绷带，氧化锌软膏，鼓励做关节活动。

（8）几种常用的石膏

①胸肱石膏（肩人字石膏）：常用于肩关节融合术、肱骨外科颈骨折、肱骨干手术后、肩或上臂神经血管术后。

固定位置：肩关节外展 45°～75°、前屈 30°、内旋 15°～20°。

固定范围：从掌骨中段向上臂部、肩部、胸部及两髂骨翼，为了防止石膏在肩部折断，常在胸肘之间用短木棍支撑，加用石膏绷带包绕固定。

②长臂石膏管型：常用于前臂骨折或手术后，肘关节附近骨折，肱骨中下 1/3 骨折有时也用。

固定位置：肘关节屈曲 90°，前臂中立位。

固定范围：上至腋下 3cm，下至手掌远侧横纹。

③短臂石膏管型：常用于腕部邻近的骨折，腕关节融合术、手部骨折等。

固定位置：腕关节背伸 30°，向尺侧偏斜 10°。

固定范围：上端至肘关节下 2～3cm，下至手掌远侧横纹。

④石膏背心：用于 $T_6$～$L_8$ 之间骨折，是骨科手术后和部分腰痛患者保守治疗的方法之一。

固定位置：直腰，稍过伸（三压点原理）。

固定范围：前侧上起胸骨柄，下至耻骨联合；后侧上起肩胛骨下角，下至骶骨中部；侧面上起腋下 5cm，下至股骨大粗隆部。

⑤头颈胸石膏：用于颈椎骨折、脱位、结核等。

固定范围：头顶至乳头处，两侧包括胸锁关节。

⑥颈胸石膏：$C_4$～$C_7$ 疾患。

固定范围：由下颌和枕外隆凸起，下达乳头，两侧与头颈胸石膏相同。

⑦颈胸腰石膏：上部胸椎疾患。

固定范围：颈胸石膏加腰围石膏。

⑧髋人字石膏：适用于髋关节疾患及部分手术后。

固定位置：髋屈 15°～20°，外展 5°～10°，膝关节屈曲 10°，踝关节 90°中立位。

固定范围：上起乳头，肩胛骨中段，患侧下至跖趾关节，健侧至腹股沟（以不妨碍健髋屈曲 90°为度）。双髋人字石膏则健侧石膏至膝上，两大腿下 1/3 处放置木棍支撑固定。

⑨长腿石膏管型：适用于胫腓骨疾患及术后。

固定位置：膝关节屈曲 10°，踝关节 90°中立位，保持髂前上棘，髌骨尖端与第 1、2 趾间在一直线上。

固定范围：上起臀皱折下 3cm，下至跖趾关节。

⑩短腿石膏管型：适用于踝、足疾患及术后。

固定位置：踝关节 90°中立位。

固定范围：上起腓骨小头下缘平面，下至跖趾关节。

⑪行走管型石膏：下肢（长腿或短腿）在不影响骨折移位的情况下，可在足底中心（第 1、5 跖骨头连线中点与跟骨中点的连线上的中 1/3 区域）加跟（石膏、木块、橡胶、"U"形铁条等），使患者能早期活动，有利于骨折愈合，功能恢复。

⑫花篮形管型石膏：既能达到固定骨骼的目的，又便于换药。连接部位可用铁条、经加热塑形之竹条等。

⑬石膏托：用于肢体有循环障碍，软组织损伤，需经常换药或手术内固定后需短期制动者，固定的效果不及管型石膏。

⑭石膏床：适用于上述各种胸腰段疾患，患者能合作卧床者，如胸腰段结核的术后。

先制作需要范围的管型石膏后由两侧剖开后留一半置于床上，患者躺于上面。

**（二）粘胶石膏绷带**

粘胶石膏绷带是一种均匀浸透石膏的粗布轻绷带，石膏牢固地黏附在胶质黏合剂完全混合的支撑纱布上。优点是绷带在使用中，石膏的损失减到最低限度，节省了材料；绷带的处理也更为清洁和舒适；绷带在使用中黏度增加有利于塑形，干燥后表面平滑；防水程度比普通石膏好；胶质材料不仅使绷带稳固，一定程度上起到吸收分子间振荡的作用，增强了对可能造成绷带石膏断裂的应力的抵抗力。

使用方法、保存、注意事项等均与普通石膏绷带相同。

### （三）高分子绷带

由于传统使用的绷扎材料石膏绷带在临床应用中尚存在很多缺点，如笨重、强度低、易碎、固化慢、透气性差、不能浸水、X 线透过性差等，促使对材料改进的研究。

**1．理想绷扎材料应具备的条件**

（1）物理性能：能承受人体的肌肉作力而可能变形的力量强度，绷带各层间有良好的粘合性，长期绷扎不变形，不被破坏，材料较轻，有一定的透气性能透过皮肤蒸发水分，X 线透过性好，便于临床复查随访。

（2）化学特性：材料的化学结构稳定，不易分解，抗水性好，不怕水及体液的侵蚀，不会燃烧，无毒性等。

（3）使用性能：不需要苛刻的成形条件，可以方便地塑制出与人体各部位复杂外形相吻合的形状，临床使用装置简单，操作方便，并能简单地修复，容易拆除。

（4）人体适应性：对人体皮肤无害，不渗出易被皮肤吸收的有害物质，不引起炎症、变态反应等。

20 世纪 80 年代以来世界各国具有各种特点的医用高分子绷带相继问世，并已在临床骨科广泛使用。这种绷扎材料基本上具备上述条件。

**2．医用高分子绷带的优点**

（1）重量轻、强度高：重量比石膏轻一半以上，可减轻患者的负荷，对老年及儿童患者尤为适用。

（2）透气性好：皮肤不易过敏或产生炎症。

（3）不怕浸水：绷扎期间患者可以洗澡或进行理疗。

（4）X 线透过性佳：比石膏绷带的 X 线明显清晰，这便于临床更精确的随访和诊治。

（5）硬化迅速：在战伤外科中有特殊意义。

**3．主要类型**

近年来，临床骨科使用的医用高分子绷扎材料主要类型如下。

（1）光敏塑料绷带：是在玻璃纤维网眼编织带浸渍一定量的光敏树脂和安息香醚等，如 Lightplast。

临床应用时先用弹力聚丙烯做内衬固定，以保护皮肤，再将光敏塑料绷带缠绕在所需包扎之部位，在装有 12W 紫外灯（290～350nm）的硬化装置中辐照 3 分钟，即自行硬化。

优点：重量轻，透气性好，硬化快，干燥清洁，抗水性和耐久性好。

缺点：硬化装置庞大，操作不方便；辐照固化时，紫外线产生臭味；绷扎厚度受限制，超过 5 层时光照困难；由于固化的方式，致使用范围受到一定的限制；少数患者有过敏或炎症现象。

（2）热塑性高分子绷带：是以聚酯为原料加入一定量的无机填料，浸涂于经编织的玻璃纤维织物上而制成的，如 Hexcelite 和 Pliton-80。

优点：热稳定性好，温度高达 200℃时仍能保持其性能，材料基本无毒，强度高，与石膏相比（同样层数）抗压强度大 3 倍，良好的透气性，皮肤不发炎，10～15 分钟变硬，30 分钟后即可承受重量。

缺点：包绕时需 70℃以上的水浸泡，操作者与患者都感到太热，材料稍重，切剖时易粘在刀刃上，价格昂贵难以普及。

（3）水固化高分子绷带：这是目前使用最广泛的医用高分子绷扎材料，国内有 SGB-I 型，国外有 Cuttercast、Scotchcast、Scotchplex、Delta-Lite、Duraset、Tufstuf 等。

结构：二异氰酸酯与二元醇反应生成具有水活性的聚氨酯预聚体，浸涂在合成纤维或玻璃纤维织物上制成。使用时需将其浸在水中，由于预聚体中含有过量的二异氰酸酯与水反应通过脲链的氢原子与起始聚合物的异氰酸酯末端基反应，形成缩二脲基等。这种交联化合物，即呈石膏状坚硬的热固性高分子材料。

使用方法：以 SGB-I 型为例，无须特殊设备，只要在室温水中浸 30～60 秒，即可包绕，10 分钟硬化，包绕的方法同石膏绷带。

优点：①使用方便；②重量轻，同样圈数只有石膏绷带重量的 40％；③黏固力强；④表面多孔，透气性好；⑤可完全透过 X 射线；⑥不怕水，可以洗澡和理疗；⑦对皮肤无刺激；⑧使用量少，比石膏减少 1/3。

缺点：操作者需戴橡胶或塑料手套，以防高分子树脂黏附操作者手的皮肤。

**（四）软石膏**

软石膏又称氧化锌软石膏。

成分：氧化锌 1666g、明胶 1000g、甘油 2333mL、液状酚 130mL、水 3000mL，按此比例配制。

用法：加热隔水溶解成乳白色的胶液状，用刷子均匀地刷在患部已包扎的绷带上，再缝上一层绷带，再刷上氧化锌，一共三层，冷却后就成形。

各部位所需大小与石膏同，一般 2～3 周。

适应证：①创伤后肢体肿胀；②经内外各种方式固定的骨折已临床愈合但仍肿胀；③软组织损伤如踝关节扭伤、膝关节侧副韧带损伤。

作用：有一定的制动作用，能消肿止痛。

# 第二节　夹板固定法

夹板固定法是我国中西医结合治疗骨折的独特方法，是通过直接的压力和杠杆作用，运用横向的力为主的作用力，解决了骨断端的有效固定与肢体早期活动之间的矛盾。在活动过程中由于肌肉的收缩既能达到增加骨折局部的血液循环，又能因肌肉收缩的作用使骨折端相互挤压，肌肉活动时以不断的一松一紧的压力变化起到慢性整复作用，进一步纠正残留的成角和侧方移位，缓解了纸垫对皮肤的压力，能改善对位对线，一定程度上也增强了骨折端的稳定性。这是"动"与"静"结合原理的实践，有利于骨折迅速愈合，缩短治疗时间，功能恢复佳。夹板使用操作简单，取材方便，除脊柱、头部外大部分骨折均可使用，某些部位（如胫骨上端骨折）尚可用超关节夹板。

## （一）夹板材料

要求：①可塑性，可弯成各形状，适应体形；②韧性，有足够的支持力，以承担肢体的重力，不致折裂；③弹性，能适应肌肉收缩所产生的压力而变形，但肌肉舒张时又能恢复原形。

一般以木板最普遍（柳木、椴木、榆木等），夹板、竹帘等也可，其他如硬纸壳、树皮、竹片也能应用。

## （二）标准夹板制作方法

按所需部位将木板锯成各种规格，夹板的边缘及棱角要锉圆磨光。长度以患肢合适的长度而定，以不妨碍上下关节活动为原则；宽度一般小于肢体周径的 1/4 即可；厚度为 0.2～0.5cm，根据肢体的粗细、肌肉的强弱来决定选用夹板的厚薄。根据所需用部位的形态，烘烤弯成所需的形状，在接触皮肤的一面，垫一薄层毛毡或衬上棉纸，外再加棉织套或灯芯绒包裹缝好。

## （三）纸压垫制作及使用

压垫是夹板使用中的着力点，是防止与矫正骨折移位、成角压力的作用点，因肢体各部位粗细不等，并有骨突存在，为了使夹板能尽可能与肢体贴实，选择大小和厚薄合适的纸压垫是非常重要的。纸压垫的纸质以柔韧，能吸水，能散热，对皮肤无刺激性的材料制成，常用的是棉纸。

几种常用的垫形：①平垫，适用于肢体的平坦的部位，如骨干部位；②塔形垫，适用于关节凹陷处，如肘、踝关节处；③葫芦垫，适用于桡骨小头；④梯形垫，适用于肢体斜坡处，如肘后部、踝部等；⑤横垫，用于桡骨下端；⑥合骨垫，用于下尺桡关节分离时；⑦分骨垫，用于尺桡骨干骨折，掌、跖骨干骨折时。

平时应制好各种规格、大小、厚薄不等的纸垫备用，如能在纸垫内放置一金属丝或网则更佳，有利于在 X 线下了解压垫放置位置是否合适。

## （四）夹板扎带

为可绕肢体 2 周长度而且够打结的布条，4～6 根。

## （五）夹板固定方法

（1）外敷药物：在闭合复位，手法整复后，可合并使用，但需敷得平整，无皱折，无空隙，外用绷带包扎 3～5 圈，再上夹板，以免在绷扎夹板后皮肤发生水泡。

（2）放置压垫：根据不同的骨折类型、部位，在肢体合适位置放置压垫，用胶布固定在绷带外面、夹板的里面。

（3）放置夹板与固定夹板：根据不同部位，选用合适的夹板放置，一般用 4 根布条固定夹板（捆扎），先扎中间两道，再捆扎远端布条，最后扎近端的布条。用力要均匀，捆扎的松紧度以保持可移动 1cm 为标准，根据肢体肿胀的程度适当考虑松紧度，在肿胀消退后夹板的压力较稳定。

（4）去除夹板：骨折达到临床愈合期则可拆除夹板。

## （六）骨折愈合标准

以 1974 年全国中西医骨科学术座谈会决定为标准。

**1．临床愈合标准**

（1）骨折处无压痛，沿患肢纵轴叩击时无疼痛，主动和被动活动骨折处无异常活动。

（2）上肢骨折，使患手持重 1kg，并能平举持续 1 分钟。下肢骨折患者能无保护地行走 3 分钟，且不少于 30 步。

（3）患肢肌力和稳定性，患肢纵轴压力达健侧的 1/2（患者平卧，两侧肢体置于对称位置，分别使肢体沿纵轴抵压磅秤测量）。患肢剪力及成角方向的力量达健肢的 1/3（患者侧卧，分别以肢体侧方抵压磅秤测量）。

（4）X 线片示骨折周围有连续性骨痂，骨折线模糊。

关于该标准中活动及耐力试验时必须谨慎，以免发生再骨折。

**2．骨性愈合标准**

具有临床条件，X 线片示骨小梁（成熟的板层骨痂）通过骨折线。

## （七）夹板注意事项

（1）禁忌证：①躯干骨骨折；②皮肤有损伤、感染；③局部肿胀严重或肢体有血液循环障碍者不宜使用。

（2）注意事项：①上夹板必须密切注意肢体的血运、颜色、温度、感觉，以防过紧导致压迫性溃疡，甚至缺血性挛缩的产生。②密切随访，定期 X 线检查，防止过松而引起移位，畸形愈合。定期随访，及时调整压垫和夹板。③真正做到患肢操练，适当的动静结合，有利于骨折的愈合。④上肢骨折的固定效果较好，下肢骨折固定常与持续牵引结合。

## （八）其他类型的夹板

国际上夹板的使用较广泛，除了三合板、木夹板以外尚有铁丝夹板（Cramer 夹板）、硬聚乙烯夹板、聚乙烯泡沫塑料夹板、硬聚氨酯泡沫塑料夹板。也有用软化点低的塑料或合成橡胶作夹板以及部分高分子材料根据其性能制成夹板后使用。

（1）低软化点的塑料或合成橡胶夹板：这种材料在室温下硬化，略有弹性，加温至 50℃，可保持半硬化状态，加温 75℃开始软化，富有可塑性，3 分钟即可硬化。这类夹板重量轻，负载强，X 线透过性好。

（2）塑料薄膜制成的充气夹板：北约和华约的军队均试制此种夹板，重量轻，固定效果好，携带方便，能反复使用，且有局部压迫止血作用，X 线透过率高。但易刺破漏气，尚未广泛使用。

（3）热塑性弹性高分子材料夹板：如 Orthoplost、PolysarX-414 等，这是一种天然橡胶的异构体，内含 70%～80%反式聚异戊二烯。其中尚有 20%～30%的无毒填料，提高该材料的抗弯强度。制成 0.5～0.1mm 的薄板，这种材料在室温时具有足够的强度，55℃能结晶，70℃～80℃时软化，它的硬度与温度成反比，该材料具有自黏性，用手按、揿可黏合，有利于进行精细加工。

根据固定部位的形态，选择不同厚度的预制塑料板，根据需要（长度、粗细、大小）在塑料板上画出所要求的试样，并剪下，然后用 70℃～80℃热水或熨斗进行加温，待软化后，可直接在皮肤上或有衬垫的肢体上进行塑模，冷却后维持其形状，5～6 分钟即固化。具有重量轻、负载强、X 线透过性强等优点。

# 第三节 牵引术

牵引术是矫形、创伤外科常用的一种治疗手段。它是运用持续的作用力与反作用力的机械原理来达到下述目的：①缓解软组织的紧张和挛缩，使骨折、脱位得以整复。②预防和矫正软组织的挛缩畸形，为某些疾病的术前准备和术后的制动。③对感染的关节或骨骼行牵引，可以防止感染的扩散，减轻疼痛，避免病理骨折或脱位。④有利于功能锻炼。⑤便于急救与搬运。⑥减轻软组织挛缩，减轻神经受压，减轻疼痛。

牵引种类：皮肤牵引、布托牵引、骨骼牵引。

## （一）皮肤牵引

牵引力量通过胶布或细泡沫海绵作用于皮肤，间接影响到肌肉骨骼和关节，作用力量小，牵引重量≤5kg，一般为2～3kg，因牵引量太大易造成皮肤撕裂伤或牵引装置滑脱。

（1）适应证：①4岁以下儿童的股骨骨折（垂直悬吊式）。②4～12岁的儿童或肌肉萎缩的老年患者的下肢骨折，如股骨颈骨折、粗隆间骨折，股骨干的斜行、螺旋、粉碎骨折等。短期牵引做术前准备或长期牵引作为治疗，或手术后的辅助治疗。③髋、膝关节化脓性关节炎。

（2）方法：局部皮肤清洁后，在预定粘贴胶布的皮肤上涂复方安息香酸酊，以增加皮肤的黏着性，保护皮肤，预防感染。在关节骨突处放置纱布加以保护，根据肢体的粗细、长短，选择一定宽度和长度的胶布（一般用宽5～8cm；长度：下肢自大腿上中1/3至脚底，小腿自膝下至脚底，上肢自肘关节至指端）。粘贴要平整，不可起皱褶，贴好胶布的外面用普通绷带包扎，尤其在肢体较细的部位，更要包扎好，以防胶布脱落，胶布近端应稍露出绷带外，以便观察胶布有无滑脱。胶布的远端固定于扩张板，在扩张板中央钻一孔，穿入牵引绳，穿过滑车，系上重量即可进行牵引。大面积的橡胶胶布粘贴多数引起皮肤撕伤，引起感染。

细泡沫橡胶海绵（宽3～5cm）代替胶布固定于布类后连接扩张板，外用绷带加压包扎后，利用海绵对皮肤有较强的黏附力，达到皮肤牵引的目的，该方法较佳。

（3）注意事项：①牵引重量，牵引绳应与肢体纵轴相一致。②如下肢牵引则取头低脚高位，即垫高床脚10～15cm。③经常检查，牵引时间一般不超过4～6周。

## （二）布托牵引

此装置可用布、皮革制作。适用于无移位的颈椎骨折、椎间脱位、颈椎病、椎间盘突出症、腰肌劳损等。

### 1. 颌枕吊带牵引

（1）方法：吊带较长一侧托于颌下，另一侧托于枕部，两侧用布带固定，将牵引绳系于牵引环上通过滑车，牵引重量5～10kg，卧位则需头高足低位，抬高床脚10～15cm。

（2）适应证：①颈椎骨折，脱位较轻，或无颅骨牵引条件者；②颈椎病。

（3）注意事项：①牵引方向应与颈椎纵轴相一致；②分开吊带的左右侧，以免压迫气管及血管；③颌下与托带间应衬软垫，以免皮肤擦伤；④牵引时间可以间歇或持续，按需进行，一般以持续牵引疗效较明显。颈椎病则可分坐位、卧位，可每次 30～60 分钟，每日 1～2 次。

**2. 骨盆牵引**

适用于腰椎间盘突出症、急慢性腰肌劳损等，患者头低足高位，使托带紧束腰部及骨盆上部，两侧各钉上分叉的布带，向下通过滑轮、连接重量。每侧各牵引 5～20kg，牵引重量可根据病情及患者的耐受程度而逐渐增减，时间可持续 4～6 周，可间隙每次 20～60 分钟，每日 1～2 次。

### （三）骨骼牵引

用钢针经皮贯穿骨骼，在皮肤外露的两钢针端通过牵引弓连接牵引绳。牵引力量直接作用于骨骼上，收效明显，维持时间长，在牵引下伤肢的检查、伤口的处理较方便，牵引的上下关节尚可有一定的活动。牵引的重量分复位与维持两种，复位重量大，牵引时间短，常用于下肢骨折，重量可达人体重量的 1/4～1/3，能迅速达到复位或纠正畸形，为合并用其他方法治疗，创造条件。维持重量较轻，应用时间则较长，维持持续性牵引的目的是能达到对抗各肌群的张力，使肢体保持在整复后的位置上，使骨断端维持在相对满意对合，直到连接。

**1. 颅骨牵引**

国内多数采用颅骨牵引钳（Crutchfield tongs），又称冰钳。

（1）适应证：颈椎骨折脱位。

（2）方法：患者仰卧，剃光头发，用甲紫定位。

以颅骨中线与二乳突经颅骨顶连接的横线相交点为中心点，以 4cm 为半径与横线相交的二点为钻孔点，或以眉弓外缘向颅顶做二条平行的矢状线与二乳突通过颅顶相连的横线相交的二点为钻孔点。

常规消毒，局麻下在二钻孔点分别做 1～1.5cm 的头皮切口，用特制的安全钻头（钻头尖至安全隔3～4mm）与颅骨表面垂直，在切口内钻孔（只钻穿外板），将冰钳尖置入孔内，先后旋紧内、外固定螺帽，然后连上牵引绳，滑轮装置挂上牵引重量。一般 4～6 周，根据随访的 X 线片决定是否需要在解除牵引后用头颈胸石膏或石膏领固定。牵引的复位重量以创伤平面而异，第 1、2 颈椎 3～5kg，其他椎体则为（3～5）＋椎体数（kg）。例如，第 6 颈椎则为（3～5）＋6（kg），就表示牵引重量应为 9～11kg。24 小时后根据随访的 X 线片显示如复位则改为 2～3kg 维持，如未牵出则可调整位置，或加重，一般不超过原牵引力的一倍。如用大重量牵引整复时，则30分钟左右，X 线片检查，以防牵引过度损伤脊髓。

（3）注意事项：①冰钳装置不可歪斜，牵引绳、牵引重量需与头颈身体纵轴一致。②定期调节，以免冰钳脱落，先松内螺帽，稍紧外螺帽，再拧紧内螺帽。③密切注意钻头进入深度，以免损伤脑组织。④防止针孔感染。⑤头高足低位，头下应用海绵圈，以防压疮，每 2 小时变换体位一次，右侧卧→仰卧→左侧卧→仰卧→右侧卧……

**2. 股骨髁上牵引**

（1）适应证：股骨干骨折、股骨粗隆间骨折、髋关节中央型脱位、骨盆骨折骶髂关节移位者。陈旧性髋关节脱位或先天性髋关节脱位的术前准备。

（2）方法：取内收肌结节上2cm为进针点，垂直于股骨轴线由锤子或手摇钻使针经骨骼穿出对侧皮肤，使钢针两侧露在皮肤外部分等长，套上牵引弓，连接牵引绳，通过滑车，挂上重量牵引，牵引重量为体重的 1/10～1/7，时间一般为 4～6 周。

（3）注意事项：①钢针由内侧穿向外侧，以免刺伤大收肌裂伤附近的股动、静脉及其分支或隐神经。②穿针应与大腿纵轴成直角，尽量不要偏向，以免牵引时两侧力量不均衡，钢针移动，易引起穿刺部位疼痛，针道感染，皮肤针孔则需经常消毒。③穿好钢针并装上牵引弓后两端外露之钢针端用软木塞或带胶皮塞的小瓶或胶布等保护，以免患者其他皮肤、被褥被刺破。④穿钢针时应注意到皮肤的紧松度，以免牵引时钢针压迫皮肤，引起皮肤坏死，导致感染。⑤牵引时肢体应放置于架上（常用 Thomus 架或 Brauns 架，Russell 牵引）置于离身体纵轴外展 30°位置，保持重量、牵引绳、肢体在一直线上。

**3. 胫骨结节牵引**

（1）适应证：同股骨髁上牵引的适应证及股骨干中下骨折。除股骨干中下骨折以外，均应以股骨髁上牵引为佳，因牵引力直接，少制动一个关节。

（2）方法：取胫骨结节与腓骨小头连线的中点，由外向内垂直胫骨纵轴，把钢针经皮穿骨出对侧皮肤，牵引重量 1/10～1/7，时间一般为 4～6 周，可根据具体情况决定改变量的大小，牵引时间的长短。

（3）注意事项：①进针必须由外向内，可避免腓总神经的损伤。②其他注意事项同股骨髁上牵引。

**4. 跟骨牵引**

（1）适应证：开放性胫腓骨骨折，不易由手法复位的不稳定性骨折。

（2）方法：取内踝尖端和足跟后下缘连线的中点，由内向外垂直穿刺，牵引重量 4～6kg，时间一般为 4～6 周。

（3）注意事项：①由内向外穿针，可避免胫后动静脉及神经的损伤。②其他注意事项同股骨髁上牵引。

**5. 尺骨鹰嘴牵引术**

（1）适应证：难以复位或肿胀较重的肱骨髁上骨折，粉碎性肱骨下端骨折。

（2）方法：屈肘 90°，取离尺骨鹰嘴尖端 2cm 距尺骨皮质缘 1 横指处，由内向外穿针，用克氏针（直径在 1.5mm 以下）放置于牵引架上，牵引重量 2～3kg，时间一般为 4 周。

（3）注意事项：①由外穿刺可避免尺神经损伤。②也可用大号消毒巾钳代替克氏钢针和牵引弓，或在尺骨喙突平面或距鹰嘴顶 3cm 处拧入螺丝钉行骨牵引。③其他注意事项同前述。

**6. 骨牵引应用须知**

（1）穿入钢针时，除常规消毒，进出针处应用局部浸润麻醉，减少穿刺时的疼痛。

（2）穿针不可离皮质浅表过近以免牵引中引起撕脱骨折。

（3）长骨牵引均需用支架，应放置于外展 30°位置。

（4）一般下肢牵引多用斯氏针（∅3～4mm），上肢用克氏针（∅1.5～2mm）。

（5）穿针处皮肤需每日灭菌，并保持清洁。

（6）牵引过程中应经常测量患肢，并与健侧对比两肢体的长度，或定期床旁 X 线随访，以利及时整复，避免过度牵引，断端分离，引起骨延迟连接或骨不连接，及时调整牵引重量。

（7）长期卧床牵引者，应注意预防骶部、踝部皮肤与支架接触处发生压疮。

（8）鼓励患者在牵引过程中，行不同关节的主被动活动，防止肌肉萎缩与关节僵硬。

# 第四节　贯穿固定术

应用骨圆针或带螺纹的骨针贯穿骨皮质，结合石膏、塑料、骨水泥、金属夹具固定骨折部位的治疗方法称为贯穿固定术。世界各国设计的器械很多，但总的原则是在体外装置，所以又称为外固定器或外固定装置。

自 Parkin、Lambott 等首先介绍了这种方法，以后不断被改进使用，如 Andersson，Hoffman，Vidol、Adry，Denham，Taylor、Edge……，国内也有不少设计，如北京中医研究院、天津医院、第三军医大学、上海医科大学中山医院等也都开展了此种方法的治疗。尤其是近 10 年来，由于骨折病理学、生物力学和冶金学研究的不断深入，骨折的治疗原则和方法都有一定程度的改革。由于预防和控制感染能力的增强，以及外固定支架器械机械性能的改进，临床使用效果显著，并发症减少，使原来只在欧洲范围使用的方法逐渐被公认为是治疗骨折的有效疗法之一，成为世界性的研究课题之一。因此运用该法的动物实验、力学测定、临床病例报道日益增多，使用范围不断扩大，包括长骨、短骨、骨盆、关节等骨折的固定，截骨矫形，肢体的延长等。祖国医学的悠久历史记载着，自汉代华佗，晋代葛洪，唐代王焘、蔺道人等均先后提到不超关节固定，除局部治疗以外要注意肢体的功能锻炼，治疗期间要动静结合、筋骨并重等，这些原则至今仍是相当先进的。20 世纪50 年代末以尚天裕为代表的中西医结合小夹板治疗方法，正符合这一原则，取得了较大的成就，外固定支架的治疗也是符合这一原则的方法之一。

## （一）治疗原则

利用力的平衡条件，使钢针发生变形，而产生力加于骨折端面上，促使骨折稳定，早期愈合，它能使骨折愈合产生压缩刺激应力，符合生物力学的要求。

（1）骨骼的结构是反映一定的功能的，一定的功能又会影响骨结构的形成和改变。根据 Wolff 定律，骨的结构与外形是随功能需要而改变的。在正常限度内对骨骼轴向的压力和由压力而产生的应力是骨发育和修复断端的必要条件，所以在骨折后，在保持局部良好位置稳定下，维持正常功能给予必要的压力和应力是使骨折愈合，恢复正常功能的条件。例如下肢骨折，如能早期行走（轴向加压的功能锻炼），是符合人体正常的生理活动，能刺激骨折局部早期血管侵入，使成骨细胞及破骨细胞的活性增高，有促进断端愈合的作用，对骨痂的形成、改造及加强有重要作用。所形成的骨痂是适应下肢功能的，对骨折断端施加压力则能稳定，两骨折断端间的稳定又能促进愈合。所以在满意的复位后，外固定支架使局部适当固定，为早期骨痂的形成和不断的增殖提供了良好的局部适当的制动，为能产生压力和应力的行走活动准备必要的条件。

（2）外固定支架用的贯穿固定的针都较细（Ø1.6～5.5mm），对肢体软组织来讲基本上未破坏其完整性。根据肌肉中液体不可压缩的特性，在肢体肌肉活动时产生水压机原理，有利于骨折断端趋向于生理位置，客观上起到协助外固定支架维持断端在复位满意的位置上，防止骨折的缩短和移位，存在于骨折周围的筋膜、韧带和骨间筋膜也起着积极的支持作用。

（3）除开放骨折外，大部分骨折通过闭合复位获得较满意的位置。外固定支架的使用是不破坏骨折部位的血肿，又避免了大面积骨膜外或骨膜下的剥离，骨膜细胞具有繁殖和形成骨折部骨痂的能力，保证了软组织的完整也确保了形成骨痂的血供。在固定后能有利于骨内膜血管支持的哈氏系统的成骨，也不影响骨外膜的成骨，与切开复位金属异物内固定相比大大降低了感染的可能性，又避免像髓内钉使用损伤骨内膜的情况，也免去了钢板螺丝钉使用而产生的应力阻挡作用带来的弊病。

**（二）与常用方法比较的优越性**

（1）充分体现了局部制动，全身活动之动静结合原则，由于活动，最大限度地避免了骨折疏松、关节僵硬、肌肉废用性萎缩、机体生理功能紊乱等骨质病发生。

（2）早期活动，生活自理，减少了他人护理的负担，避免了长期卧床易引起的并发症。

（3）外固定支架使用时，肢体完全暴露，软组织创伤处理方便，并可根据需要配合使用熏洗、外敷等药物，并有利于某些加速骨折愈合方法的使用（如电刺激、骨愈膜等）。

（4）根据需要可以在体外调节骨折断端，达到尽可能满意的位置。

（5）终止治疗患者无须承受再次手术的痛苦。

（6）能缩短骨折愈合的时间，明显缩短了完全康复时间。

（7）一物多用，重复使用，符合节约原则。

（8）操作使用方便，对设备和技巧要求不是很高。

**（三）外固定器、固定针、连接杆的分类及生物力学**

**1. 外固定器械的分类**

从功能上分两类：①骨折复位后单纯的外固定器，如 Parkin、Lambotte 型；②安装后尚能进行一定范围再次复位和矫正者，如 Anderson、Hoffmann 型。

从几何学构型分类：①单侧固定器最简单，如 Lambotte 型、Wagner 型、Denham 型（以骨水泥固定）；②双侧贯穿固定器，针横贯骨骼，两侧均与伸缩杆相连，如 Andeson 型，中山医院型为代表；③四边形固定器，在横贯钉的每侧连接两根连杆，如 Vidol-Adrey（改良的 Hoffmann 型）；④半环形，1933 年 Cuendet 制作，第三军医大学附属医院所用的器械；⑤环形外固定器，Ilisarov、Volkov 首创，北京中医研究院的各种类型的长骨整复器；⑥三角形固定器，在四边形外固定基础上，加上第 5 根闩柱而成 Vidol 三角形固定器。以上分类仅为几何形态的分别，不少种类的固定器均是组合型的，可以在手术中建成四边形、三角形等，如 Aesculap 的 Stuhler-Heise 型外固定组合。

**2. 固定针的分类及生物力学**

（1）普通斯氏针，普通克氏针。

（2）带螺纹的针，针的中部有螺纹者（用于贯穿骨骼双面固定型），从尖端起半根针有螺纹者（用于单边形、部分三角形），螺纹的存在能防止骨钉滑移，增加牢固性。

（3）特制的钢针直径可达 5～5.5mm，螺纹可有可无。

针的粗细：直径越大，牢固性越好，但对骨、对软组织损害也越大，并发症产生的机会就较多；过细则牢固性差，并发症产生机会也多。医生认为下肢以直径 3～4mm 为妥，上肢以直径 1～2mm 为妥。

针的数目：增加针的数目能增加固定器的牢固度，每增加 1 对针（骨折两端各 1 根）固定器的压缩强度增加原为两针固定者，加 1 对针其压缩强度增加 29%，而对四针固定者仅增加 14%，但增加钉越多，对固定器的强度增加越少，故贯穿固定针以 2～3 对为妥。

钉的选择：单边架用针对软组织损害小于横贯针，而其牢固性低于横贯针，如以原用横贯针固定，在不改变其参数（角度、针距、针数等）时，代之以单边固定用针时，压缩强度降低 50%～65%，屈折强度降低 31%～50%，扭转强度降低 50%。但以多面固定，环形外固定器则在一定程度上改善上述情况，由于针的金属疲劳性问题，有人建议，每针只应使用一次，以防止骨针折断。

针的角度：多针固定时，使每对针与原固定针成一定角度，即构成多平面固定构型，此时明显增强屈折强度，每当骨折没有三针固定时，改变其中一针的角度（0°～90°）则其前后向三屈曲强度增加 120%，又由于增加了负荷转移途径，横向屈曲强度亦增加。

针间距：加大针距即增加固定器强度，同一骨折段上针距对固定器压缩强度影响较小，但明显改善屈曲强度。当 60°针穿入时，在 2～12cm 间距中，针距每加大 1cm 其屈折强度增加 17%。

**3．连接杆（或外固定架）的生物力学**

（1）连接杆距皮肤越近（即针的有效长度越小），固定器牢固性越强，当每一骨折段有两针固定时，其针的有效长度从 7cm 缩短到 3cm，压缩强度增加 178%，屈曲强度从 4% 增加到 183%。

（2）连接杆起到承受、转移负荷的作用，一般来说，增加连接杆可增加固定器的牢固性。在高强度结构的外固定器中如连接杆从三柱改为两柱，其屈曲强度降低 8%～11%，但过多附加连接杆会影响创面，皮肤的处理和操作，连接杆过多对于装支架的操作也带来麻烦，且在负重受压时易移位。连接杆与针之间以面的接触优于点的接触，表面不应光滑，摩擦系数越大，固定力较强，负荷可更重。

外固定器材料有铝合金、不锈钢、钛钢、尼龙等，从材料力学看以钛钢最合适。尽量用组合件，不用焊接，以免焊接高热降低局部金属强度。由于金属疲劳问题，故在使用外固定器时应记录其各组成部分的使用次数，亦在用前仔细检查有无裂纹及松动，以便及早更换。

外固定器的使用时间：不同部位、损伤程度不等的骨折，使用外固定器治疗时，放置时间不同。多数学者认为，外固定器仅在骨折治疗的一个时期使用，当夹板、石膏或支具能代替时即可去除外固定器，多种方法先后配合使用有利于减少单一方法的并发症，通常儿童使用 4～8 周，成人 8～12 周即可。

**（四）适应证**

虽然文献报道四肢长骨、短骨、锁骨、骨盆、脊柱等骨折均有使用外固定器材的，然而常用的则为下面几种。

（1）四肢严重开放性骨折伴广泛软组织损伤，需行血管、神经、皮肤修复者及需维持肢体长度者。

（2）控制骨感染二期植骨者。

（3）各种不稳定的骨折及骨骺分离。

（4）多发性骨折及需多次搬动者。

（5）习惯方法不能安全有效地复位或固定的长骨骨折。

（6）部分手术的辅助方法，如带血管皮瓣的腓骨移植治疗胫骨大段缺损者。

**（五）并发症及其防治**

（1）针道

感染：文献报道针道感染率差别甚大（0～100%），国内报道感染率低。严重的针道感染可引起骨髓炎，以金黄色葡萄球菌最多见，常常由于皮肤受压坏死，针滑动，针道灭菌不注意而引起，高速电钻的使用，易引起环状小片骨坏死。感染轻者，使用抗生素和拔针后即愈，如针道经久不愈者可行窦道搔刮后愈合。穿针时要考虑到皮肤的紧松度，避免皮肤受压坏死，尤其在肢体肿胀时，必要时扩大针道皮肤的切口，以维持通畅引流。选用多平面或立体制动的外固定支架，避免使用一平面制动的机械原理，可避免骨针的移动，尽量保持针道的干燥，注意经常保持灭菌与清洁，能避免针道感染。

针道湿疹：金属针对皮肤的刺激，潮湿，使用灭菌剂不当引起。最理想是选用对皮肤无反应的合金钉，可使用乙醇涂擦，抗生素油膏外涂，反对使用碘酒、乙醇湿敷，尽量保持干燥。

针道脂肪液化：大部分发生于肥胖、脂肪较多的部位，保持针道干燥，不让其发展为感染或湿疹。

（2）骨折延迟愈合、骨不连：引起因素很多，如粉碎骨片之间的间隙，各种支架固定的性能不一，在使用过程中未及时调节断端间隙的位置，进行功能锻炼的时间和方式不适当等。

选用制动较可靠的外固定支架，根据骨折愈合的生理过程及 X 线片及时适当地调节支架的紧松程度，粉碎骨折者应相应延迟功能锻炼的时间。多做垂直骨纵轴的活动，减少产生剪力的活动。

（3）血管、神经损伤：可能发生于贯穿固定针时直接刺伤，尚可因血管神经受骨针刺激所致的缓慢侵蚀，引起出血，神经相应区域的运动和感觉障碍。熟悉肢体血管、神经的位置和走向，这些并发损伤是完全可以避免的。而且绝大部分神经影响在拔针后能逐渐恢复正常。

（4）其他：如关节功能障碍、骨筋膜室综合征，断针，用锤子叩击针，位置不佳引起皮质劈裂等。

避免选用多向进针制动的外固定器，如三角形、环形等，以侧向进针，不使针穿越肢体伸屈的主要肌肉，提高操作技术、严格操作规程是可以避免的。

# 第三章　骨折的内固定

骨折的切开复位内固定治疗是创伤骨科中最常用的手术之一。它可使手法或骨牵引不能整复的骨折移位和关节脱位达到解剖学复位，有效的内固定可以防止骨断端的再移位，尤其在并发主要血管、神经损伤时，如没有良好的骨支架，骨折断端的重复移位，就可能损伤已缝合好的血管、神经，引起严重的后果。它不仅是无痛的康复，而且显著地缩短住院日期和残废时间，减少了外伤后营养不良，畸形愈合，肌肉萎缩，关节僵硬和假关节形成。此外，还方便护理工作，减少了并发症的发生。

由于骨折本身的损伤，加上手术的施行，势必损伤更多的局部组织，造成组织抵抗力降低。若操作粗暴，无菌技术不严格，术后发生切口感染，甚至骨髓炎，产生骨的连接延迟或不连接，增加患者的痛苦。此外，手术复位和内固定必须分离一定的软组织和骨膜，破坏骨折血肿和骨折周围血液循环，延长骨折的修复时间。内固定器材质地不良，可引起生锈和电解作用，手术中内固定器材如螺丝钉，髓内针的长短、粗细选择不当可带来手术的困难，影响效果。此外，骨折愈合后，某些患者需要拔除内固定，还要再施行一次手术。因此医务人员应谨慎地选用，发挥其对患者有利的一面，并注意克服其不足的一面。

# 第一节　骨折切开复位和内固定

在骨折中均存在软组织和骨骼的联合损伤，并且在修复过程中往往存在某些局部循环障碍、炎症现象，以及疼痛和反射性制动，并常与骨、关节和肌肉废用并存，引起慢性水肿、软组织萎缩、骨质疏松和关节僵硬。一个适当的内固定能使肌肉和关节主动无痛的活动，促进骨和软组织血运迅速恢复正常，它通过滑膜液，促进关节软骨营养，并在部分承重时，大大减轻外伤后骨质疏松，重建骨吸收和骨形成的平衡，这就是骨折切开复位内固定手术的指导原则。受伤肢体的迅速恢复依据于下列因素：①骨折复位，特别是关节骨折的解剖复位；②骨折处骨与软组织血液供应；③设计良好的内固定能满足局部生物力学的要求；④骨折附近的肌肉和关节早期主动无痛的活动。要满足这些情况，完整无缺的内固定是先决条件，这样的内固定将获得最好的愈合，不仅是骨，所有的损伤部分都符合此条件。

无严格固定的骨折愈合，特点是骨外膜和内膜骨痂的形成，在骨折间隙最初形成结缔组织和软骨，然后被骨质代替。早在 1935 年 Krompecher 指出，在严格固定的条件下，能出现一期血管成骨。只要保持严格固定，在完全承重下可以发生这种愈合，这是在绝对严格固定下的骨折愈合的生物原则。

## （一）骨折内固定的生物力学

Perren 证明，内固定器和骨骼之间的吸收现象来自接触面之间不合适的预应力。假如在功能承重下，有一个力量与预应力方向相反，因而接触面不承重，甚至在原预应力相反方向承重，这就引起接触面有微量的不稳定和微量活动，可导致骨吸收。只要预应力大于功能承重，骨折间即无活动。Perren 还发现骨骼能承受很大的静力加压而不引起压力坏死，提出加压能显著地促进内固定稳定性。由于严格内固定下骨折愈合持续进行，而加压缓慢减低，这就可利用加压的机械优点而不致引起有害的生物反应。

在骨折处，纯张力和纯压力都能促进骨生成，在机械应力下，在成纤维细胞的转化过程中，一定限度的剪切力，可促进骨痂生长，但超过一定程度，将会导致骨折不愈合。另外，目前的内固定材料的强度均比骨硬，它将担负大于正常的负荷，这必将加重骨的负荷，从而阻碍骨的正常愈合和再塑形，所以恰当的固定器在强度上要有所限制，只能作为对线的一种辅助，不能期望任何固定物能承受全部负荷。如发生不愈合，固定物应从承受张应力而变为承受弯曲应力，这样固定物就不可避免地发生疲劳断裂。若骨折已愈合，应尽快去除固定器，使日常活动中所产生的应力能通过骨骼，刺激再塑形。固定物植入的时间越长，金属所承受的负荷也越多，而金属下面的骨骼也将发生骨萎缩，以致紧贴固定器末端的骨骼可能发生骨折。

**（二）内固定器的材料**

人体组织内含有钾、钠、氯等许多化学物质，因此内固定器必须要求：抗酸抗碱，不起化学作用，无磁性，不引起电解作用，有较高的机械强度；长期在人体内不老化，不发生疲劳性折断或损伤。在使用金属内固定器时，应注意下列情况：同一部位使用的接骨板和螺丝钉，必须由同一成分的合金制成，以避免发生电位差而形成电解腐蚀；内固定器表面如果粗糙或有损伤，也可形成微电池，而引起电解腐蚀作用；内固定器不宜临时折弯将其变形，避免将金属内部结构损坏，发生应力微电池，在金属内部起电解腐蚀作用。

目前常用的有四大类材料：①铬镍钼不锈钢、钴合金、钛合金等金属材料；②高分子材料；③陶瓷；④自身或异体骨等。

在金属材料中，应用最普遍的是 18～8 铬镍钼不锈钢（SMo18/8），其化学成分为铬 17%～20%，镍 10%～14%，钼 2%～4%，锰、矽等杂质元素<3%，其余为铁，由于含碳量较高，可形成碳化铬（$Cr_4C$ 或 $Cr_7C_8$），出现贫铬现象，造成晶间腐蚀或应力腐蚀，故此近来采用超低碳铬镍钼奥氏体不锈钢（$OOGr_{17}Ni_{14}MO_2$，美国制者称为 316L），含碳量≤0.03%，以减少晶间腐蚀。这类金属的机械性能基本相同，但强度较弱，可按需要折弯，置入人体后，内固定力量不足，常需要加外固定，否则可在体内折弯断裂；对强酸强碱有抗腐蚀作用，但对弱酸的抗腐蚀力则较弱，在人体弱酸弱碱的组织液中仍可被腐蚀。此外，这类金属还有微弱的磁性，对组织仍有轻微的电解作用，近年来有大量使用 316L 后出现铬过敏的报道。

钴铬钼合金材料的成分为钴 65%、铬 30%、钼 30%，对组织几乎完全惰性，其机械性强度大大高于铬镍不锈钢。此合金在美国称为 Vitallium，在英国称为 Vinertia，但价格昂贵，使用不普遍。由于其机械强度很高，惰性大，因而制品不能随意弯曲以适合骨的外形，置入时间长久，就不易取出。

钛合金具有钴合金的惰性，又有比钴合金更高的机械性强度，近年来使用的 $Tc_4$ 钛合金和 4712 高强度钛合金，抗弯性能较好，同时磁性也较低，已用于临床，获得满意的效果。

镍钛合金是近年来根据其在某些条件下具有形状记忆效应而发展成的内固定器材料，目前采用的医用 NT-2 镍钛形状记忆合金，拉伸性能的极限强度为 104.5kg/mm$^2$，延伸率 28.5%，断面收缩率 30%，腐蚀速度在 Hamk 溶液中为 0.00059mm/年，初步应用于临床，已获得较为满意的效果，值得深入研究。

近年来，塑料、人工橡胶和人工纤维高分子材料在临床应用已逐渐增多，如高分子聚乙烯的人工髋臼，硅橡胶人工指关节与人工肌腱、聚甲基丙烯酸甲酯的人工骨和凝固剂、聚丙烯制成的功能支具等。人们还在陶瓷和玻璃的基础上，将含 95% 以上的 $Al_2O_3$ 陶瓷做成人工髋关节，应用于临床，生物相容性很好，长期置入人体内无副作用，其缺点是脆而易碎。

使用自体或同种异体骨做内固定，除有固定作用外还作为新生骨长入的支架，促进骨折愈合，有用异种骨制成的纯骨和新骨，有用同种异体骨制成的冰冻干燥骨，但用皮质骨作内固定，其力量不足。

### （三）切开复位与内固定术的指征

（1）累及关节面的骨折，手法复位不能达到关节面良好对位者，如胫骨平台凹陷性骨折。

（2）骨折后，由于附着在骨片上肌肉的强力回缩使断端变位；或由于软组织如肌肉、肌腱、骨膜、神经等嵌入，手法复位失败者。

（3）骨折断端剪力大，血液供应差，闭合复位与外固定不能稳定维持复位后的位置，而需行内固定手术使其牢固固定，以利血管长入血液供应不佳的碎段，如股骨颈囊内骨折。

（4）骨折并发主要血管损伤，在处理血管时，宜同时做切开复位与内固定手术。

（5）长骨骨干不稳定性骨折，手法复位不满意，不宜应用牵引方法治疗，用内固定有较好的疗效，如股骨中上 1/3 横行骨折，胫骨中下 1/3 斜行骨折。

（6）一骨多段骨折，手法复位困难者，或并发其他严重损伤使外固定很难或不可能进行，如骨折并发创伤性截瘫，骨折伴有大块皮肤缺损。

（7）骨折不连接或发生畸形愈合，功能恢复不良者。

（8）伤后已耽搁数周或数月者，因骨折断端已由瘢痕组织或骨痂连接，不能再用手法复位，必须打开骨折端，重新复位，并使用内固定。

必须指出，多数骨折可用闭合复位法治疗，手术指征是相对的，随着现代医疗科学技术和现代工业的发展，手术指征和手术方法也在不断改进。因此，必须根据患者和骨折的具体情况，结合技术和设备条件，慎重选择治疗方法，严格掌握指征。

# 第二节　各种类型的内固定器

用于骨折的内固定器有钢丝、钢针、螺丝钉、钢板、髓内针、记忆合金等，现将其类别、应用及注意事项分述如下。

### （一）不锈钢丝

单独使用钢丝环扎术固定骨干骨折已少用，因为它虽可解剖复位，但稳定性差。目前环扎术主要与其他内固定器合用以增加断端稳定，及辅助固定某些粉碎骨折。对髌骨、尺骨鹰嘴、股骨大转子等处骨折，可用不锈钢丝环扎固定，也可与克氏针联合使用。常使用的不锈钢丝有 18～28 号，使用的钢丝不可有扭曲，有扭曲的需将其拉直后再使用，绕紧钢丝时，需将钢丝两端分开成 180°，然后以同等速度旋绕 5～6 圈，剪去多余的钢丝，将残端弯成圆圈，埋于组织中。

临床使用钢丝环扎需注意：①绕紧钢丝时，不可将钢丝一端绕于另一端上，造成滑丝。②在骨干短斜行或短螺形骨折时，当骨折面长度为其骨直径的 2 倍时才能选用钢丝环扎固定术。③在长骨骨折的固定中，只在一处环扎，则环扎处将成为一个活动的支点，应力集中，更不稳定。Rhinelander 认为必须使用 2 条钢丝环扎才可靠，钢丝间的距离不能少于 1cm，且近骨折两端不能超过 0.5cm。④在骨粗细相接的部位（如干骺端），环扎时应先刻出部分环槽，以防术后滑移松动。⑤术后应注意观察环扎钢丝下有否骨质吸收，若有此现象说明骨端局部有活动，这是延迟愈合、不愈合和钢丝疲劳断裂的信号，应立即采取措施。

在髌骨、尺骨鹰嘴等骨折使用钢丝固定时必须注意张力带原则。张力带原则即为内固定器吸收引力而骨骼承受加压，由 Pauwels 借用张力带固定的机械原理来证明它在骨折内固定中的应用，每个偏心位承重的骨骼都承受弯曲应力。一个典型应力分布是在凸侧产生张力，凹侧产生加压，这也是这类骨骼发生骨折时表现为张力侧分离移位的机制，为了使偏心位承重的骨折能恢复承重能力，必须利用张力带来吸收张力，同时骨骼本身能接受轴向加压，钢丝的预应力能产生骨折间轴向加压，承重加大骨折间轴向动力加压。如张力带钢丝用于髌骨骨折的内固定，把钢丝置于髌前，在接近骨的 Sharpey 纤维区，穿过四头肌腱和髌韧带，所有的张力都被抵消，并且骨骼处于单纯压应力下。

### （二）钢针

钢针有下面几种类型。

（1）克氏针（Kirschner 针，或称细钢针）：直径可有 2.5mm、2.0mm、1.75mm、1.5mm、1.25mm、1.0、0.9mm 等。可用于骨牵引，也可单独使用固定骨折。用于内固定时，最常用于移位的骨骺分离，关节内及关节周围移位骨折或一些指骨、尺桡骨骨折。对股骨颈骨折，3 根稍粗的克氏针已经足以固定骨折；对肱骨颈 1～2 根已足够；对于尺桡骨干骨折，可用粗细合适的克氏针做髓内固定；对手指骨或掌骨骨折，可做交叉固定或髓内固定。

克氏针与张力带钢丝合用，能增加旋转稳定性，并给钢丝更多的附着，张力带钢丝绕过克氏针，不必仔细穿过肌腱附着点。在两侧将钢丝扭转，能获得平均的加压。

（2）斯氏针（Steinmann 针，或称骨圆针、粗钢针）：主要用于骨牵引，较少做内固定，可在骨盆骨折、股骨颈骨折、股骨转子间骨折、股骨下端骨折、胫骨上端粉碎性骨折时用作股骨髁上牵引、胫骨结节牵引、跟骨牵引，也可用于长骨骨折外固定支架中。

（3）"门"形钉：又称骑缝钉，对于三关节融合术和肱骨颈等松质骨部位的骨折固定有很好的效果，除宜选用正规商品型号外，有时可在术前预制。可用窄的不锈钢板制成，也可用克氏针制成，钉距和钉长可按需要而定，钉尖呈斜坡形，斜面向外，钉两头略向内靠，使其进入骨骼中起加压作用，使用时，先将骨折复位，钉的横干需与骨面平行跨越骨折线，并与骨折线垂直，用锤击横干，使钉进入骨质。

（4）骨栓：也可用钢针加工制成，长短粗细可按需要而定，但需用同样型号的不锈钢配制垫圈和螺丝帽。其全长都有螺纹，贯穿骨折块后，拧上螺帽，可将骨块相互压紧，牢固地维持复位，适用于胫骨外侧平台粉碎性塌陷骨折，以及有明显移位的股骨和肱骨髁间骨折的内固定治疗。

应用钢针内固定时必须注意：①选针适当，避免手术中出现一根针固定嫌少，不能控制旋转，不稳定，而用两根针又嫌多，且无合适的进针部位，又会加重损伤。对于无肌肉起止点牵拉的骨折分离块，复位后旋转移位的可能性小，则需按内固定宜简不宜繁的原则给予固定。②应用克氏针作内固定时，在要求进针深度还差 0.5～1cm 时，近骨处扳弯针尾呈伞柄状，防止其向骨内移进，剪去多余的针，使针尾深埋于皮下。③在做闭合髓内穿针固定时，应在正侧两方位 X 线控制下穿针，在切开复位穿针时，应看到钢针确在髓腔内，然后复位，再继续将针穿入另一断端，也可用逆行穿针法，以避免髓内固定时针穿于髓腔之外。④进针前应预测所需长度，以防进针穿入邻近关节。

### （三）螺丝钉

螺丝钉在骨折治疗中应用很广泛，种类很多，一般可分为两类：一类为普通螺丝钉（又称机械螺丝钉），全长有螺纹，主要用于维持复位后的骨端位置，或与钢板联用维持骨端位置。另一类为特别的 AO（ASIF）螺钉，可分为皮质螺丝钉和松质螺丝钉等，能起到静力骨折块间加压作用，又称拉力螺丝钉。

另外，按螺丝钉的拧进方式又可分为：自攻型螺丝钉和非自攻型螺丝钉。前者较细，进入骨孔内螺纹由钉前端的切削沟槽在旋进时自行刻出，因此较浅，强度及抓持力相对较差，普通螺丝钉属此类型。后者骨孔内螺丝由刻纹器先刻出，再拧入相应直径的螺钉。AO 螺丝钉属此型，其螺柱较粗，螺纹较深，前端无切削槽，钻孔径与螺纹径相差较大，螺纹进入骨质深，强度及抓持力相对好。

按螺纹多少还可分为全纹螺丝钉和半纹螺丝钉，前者全长有螺纹，主要起维护位置的作用；后者仅前部有螺纹，除维护位置的作用外还兼有拉拢加压的作用。

普通螺丝钉与钢板联合时，使用前需准备好足够数目的不同长度的螺丝钉，以便术中按照具体情况选用。拧入骨骼前，需钻一骨洞，钻头直径需略小于螺丝钉。螺丝钉需与骨干垂直，必须穿过对侧皮质骨，钉头露出骨外 2～3mm，上钉前必须用探深器测量螺孔深度，临时选用长度合的螺丝钉。螺丝钉拧入时，旋凿需紧压钉尾，与钉成一直线，然后拧入，否则钉尾可被损坏，螺丝钉先不完全拧紧，待全部螺丝钉拧上后再逐一拧紧，但不可过头，以免滑丝，反而失去固定作用。

AO 的皮质螺丝钉，全长有螺纹，在邻近螺丝钉头的皮质扩大钻孔，称为滑动孔；在对侧皮质的称螺纹孔。皮质螺丝钉也用于钢板的固定。当螺丝钉用于钢板固定时，若需穿过骨折线，必须按拉力螺丝钉置入。其余的螺丝钉应当支撑在两侧皮质上。为了得到骨折块间加压平均分布，必须使螺丝钉位于对侧骨质块的中线上，垂直骨干长轴产生拉力最大。

AO 的松质螺丝钉用于骨骺和干骺端骨折，为半纹螺丝钉，有较细的中心杆和宽螺纹，假如这种螺丝钉旋进皮质，就不易摘掉，随着愈合皮质骨沿钉杆生长，即使只有几个月，由于这些螺丝钉不能在相反的方向切割螺纹，若要摘除，需用很大的扭转力，螺丝钉时常折断。为在骨骺或干骺端骨折块间产生加压，松质螺丝钉的螺纹不能跨过骨折线。钻孔后用刻纹器仅攻旋浅层，再旋进螺丝钉。事实上，在松质骨不攻旋螺纹，直接旋进松质螺丝钉，能压紧骨小梁，这比攻旋螺纹拧得更牢。应用时钉尾需有一宽的垫圈，否则钉尾将陷入骨质。

Herbet 螺丝钉也是一种松质骨的加压螺丝钉，其特点是在螺丝钉前后部分别有不同宽度的螺纹，中段为中心杆，螺丝钉后部的螺纹宽度大于前部，这样在松质骨中的旋进速度也大于前部，即在两部分螺纹间起到加压作用，主要用于舟状骨骨折的内固定治疗。

应用螺丝钉内固定时必须注意：①用全纹螺丝钉做骨块固定时近侧骨孔应做成滑动孔，以免骨折块间固定无加压作用，产生分离。②半纹螺丝钉做骨折块固定时螺丝应越过骨折线。③若有蝶形骨折块，应在垂直骨干长轴和垂直骨折平面的夹角旋进螺丝钉，使骨折获得良好的固定。④对螺旋骨折用两枚螺丝钉固定时，一枚与骨折面垂直，方向与张应力一致，符合张力带原则，另一枚螺丝钉应与长骨轴垂直，则其抗弯矩性强。⑤拧入螺丝钉之间所钻的骨孔大小应合适，为自攻型螺丝钉准备的骨孔要比螺纹外径小，与螺柱相当，松质骨骨孔又要比皮质骨骨孔小 0.3mm。为 AO 螺丝钉准备骨孔时，其螺丝钉、钻头、刻纹器要有精确的比例。⑥在松质骨拧入螺丝钉时推压力应合适，推压力太大则造成螺钉直刺骨内，骨内螺纹破坏，失去固定作用，最后几圈勿拧得太紧，以免螺丝钉的螺纹破坏，骨孔内螺纹失去螺丝钉的固定作用。

**（四）钢板**

应用钢板螺丝钉内固定治疗骨折种类繁多，一般可分为三类：第一类为普通钢板，主要起支持、抗张作用；第二类为带槽钢板，除起到普通钢板的作用外，还能防止骨折断端因损伤和缺血产生的骨质坏死吸收后断端之间出现间隙；第三类为具有支持、抗张兼骨端直接加压的加压钢板系统，即 AO 系统。

**1. 普通钢板**

普通钢板包括 Lane 板、Sherman 板和一般直板，都由铬镍不锈钢制成，都是常用的钢板。前两者呈凹凹凸凸的形状，不但不能加强，反而削弱了钢板的强度，容易折断。后者是由不锈钢制成的直板，其横断面稍有弧度，加工简单，强度较高。普通钢板的作用仅在于将骨折端（段）或截骨手术后的固定。钢板的长度需为骨折部位骨干直径的 4～5 倍，一般股骨用 6～8 孔，胫骨用 4～6 孔，肱、桡、尺等骨用 4 孔钢板。手术中需多准备长、短各一号的钢板，以备应急。2 孔或 3 孔钢板不起固定作用，不宜使用，对于掌骨和指骨骨折，可用特制的小钢板和小螺丝钉固定骨折。

**2. 带槽钢板**

带槽钢板包括 Towsend、Gifillan 板、Eggers 板和 Collison 板。利用肌肉的张力和收缩，使骨折断端不断维持接触和压缩，消灭由于坏死骨质吸收后出现的间隙，促进愈合。但此钢板不牢固，不能达到设计原意。

**3. AO 系统钢板**

标准 AO 钢板按形状可分为三类：直钢板，用于骨干骨折；特殊钢板，用于骨骺和干骺端骨折；成角钢板（又称钉板），用于股骨上下端。

标准 AO 钢板还可按效能分为四类：静力加压，有张力性预应力的钢板产生骨折的轴向加压。动力加压（张力带钢板），能抵消所有的张力性应力。平衡钢板，平衡作用是钢板最常见的效能。单独或通过钢板旋进拉力螺丝钉，导致骨折块间加压，当拉力螺丝钉固定好，把仔细调整好曲度的平衡钢板固定在骨骼上，能抵消大部分扭转、剪力和弯曲应力，保护拉力螺丝钉的固定。支柱钢板，能保护皮质和松质植骨不致塌陷，干骺端缺损时，因支柱钢板起架桥作用，以辅助植骨的愈合。一个钢板有以上四种效能中的一个或多个，它的效能依赖于应用的方式。

直钢板有下列几种类型。

（1）圆孔钢板：圆孔钢板其螺丝钉孔形状能允许皮质螺丝钉轻度倾斜旋进，松质螺丝钉能旋进任何孔。多数 AO 钢板都能用张力器预应力化，钢板在端孔均切有一槽，以备连接张力钩，当骨折间隙为 2mm，所需加压超过 100kPa，就不能进行自身加压，而需用张力器。

轻微弯曲钢板中段，能使对侧皮质加压，并增加骨折平面的加压面积，增强加压使摩擦和嵌入加大，并提高钢板抵消所有扭转和屈曲应力，弯曲钢板要在中段，实质部位，不要在螺孔处调整曲度的钢板，用于肱骨、桡骨、尺骨的横断或短斜行骨折。用一枚拉力螺丝钉斜穿骨折，可显著增强内固定的稳定性，AO 不锈钢允许塑性变形而不致明显损失牢固性。但需避免反复弯曲。

圆孔钢板还可起到平衡钢板的作用，当单独拉力螺丝钉固定骨折时，不能承当重量，为允许早期活动和承重的功能锻炼，可用圆孔钢板来桥架或保护大部骨折区，抵消所有的扭转、剪力和弯曲应力。

（2）自身加压钢板（DCP）：钢板孔的特殊结构，增加了钢板的潜在用处，不用张力器可产生轴向加压，可在任何角度旋进螺丝钉，这种钢板能适应于任何内固定，能用作静力加压钢板，用张力器或不用张力器的动力加压钢板，或平衡钢板，或支持钢板。环形滑动原则是自身加压钢板滑动孔的特征，当旋紧螺丝钉时，钢板和骨相应移动 1mm，在一般情况下骨折已准确复位，这样一个螺丝钉产生轴向加压 50～80kPa，为增加骨块嵌入，可在承重位旋进其他螺钉，自身加压钢板可用于肱、桡、尺骨横断骨折。在胫骨和股骨骨折固定中，尽可能经过钢板斜穿一枚拉力螺丝钉，增强内固定的稳定性。如果扩大手术途径不成问题或骨折间隙相当大，可联合使用张力器和 DCP，此法最适用于股骨的钢板固定。

（3）管型钢板：管型钢板仅 1mm 厚，呈弯形，可自身加压，由于易于变形，作为张力带，最适于张力是唯一错位力量部位的骨折。最大优点在于密切贴合骨面，而且边缘镶入骨内，能使旋转稳定，但当螺丝钉头深入钢板孔内时，可挤碎下面的皮质。管型钢板的稳定性比同样厚度的直钢板更大，这种钢板的自身加压性质在于结合好椭圆孔和偏心位置放置螺丝钉。管型钢板主要适用于桡骨骨折，尺骨近段，尤其是鹰嘴粉碎性骨折和胫骨远段骨折的内固定。1/3 管形钢板的主要适应证是外踝粉碎性骨折和腓骨横断骨折，也适用于掌骨和距骨骨折。1/4 管形钢板最适用于掌骨骨折。多数情况下管型钢板作为静力加压钢板，在粉碎性骨折中，管型钢板在缺损区架桥，起到支柱钢板作用。

（4）特殊钢板：为"T"形，用于骨骺和干骺端的固定，主要作为支柱钢板，保护薄层皮质或防止松质骨缺损塌陷，如有撕脱或纵裂骨块，需行骨折块间加压固定，可用长螺纹松质螺丝钉，特殊钢板有双弯，适合于胫骨外侧平台。普通"T"形钢板一般适合内侧平台，无须太多地改形。"T"形钢板用于外侧平台骨折的某些类型。用于胫骨远端骨折的特殊钢板有三种：匙形钢板、"T"形钢板和三叶形钢板，其适应证是关节内骨折合并后侧大块骨折和前侧粉碎性骨折，后侧完整的骨折块和前侧的钢板将粉碎性骨折挤压在一起。三叶形钢板是胫骨远端所有其他骨折的通用钢板，可防止内翻畸形。"T"形钢板还可用于肱骨上端骨折，如不能复位的肱骨头骨折。

（5）成角钢板：又称钉板，钉的侧面呈"L"形，钉和板的连接处为固定角度。股骨近、远端固定的钉板可作为张力带钢板或平衡钢板，能够固定股骨近、远端最简单的到最复杂的骨折。固定角度的优点在于增加内固定器的强度，缺点是置放技术较难，这是因为钉部不仅要放在股骨颈中线（颈轴线），而且要在预先决定的骨干轴线的倾斜角度上，此外板部在最后要符合骨干轴线，因此术前设计图很重要。治疗股骨近、远端骨折的又称髁钢板和 130°钉板，皆有"U"形剖面的钉部。髁钢板的钉部和板部呈 95°固定角度，有 5、7、9、12 孔，除用于股骨远端骨折外，还可用于有完整骨距的股骨转子间粉碎性骨折。1 或 4 孔的 130°钉板用于固定股骨头下型骨折，3～4 孔的 130°钉板用于转子间骨折，9 孔的 130°钉板用于固定延伸到骨干的骨折。髁钢板和 130°钉板的尖部应扣入股骨头下半部，尽可能在小梁系统的交界下面或邻近部位。

临床应用钢板必须注意：①放置钢板时应考虑张力带原则，在无特殊情况下将钢板置于张力侧，在功能活动中将张力转变为骨折端的压力。②钢板与骨质接触应对合良好，使钢板与骨形成整体，这样能使骨端与钢板共同承担负荷，从而减少负荷使钢板承受的弯矩，使钢板螺丝钉免于疲劳损坏。③骨孔应钻在钢板孔中央，使钢丝钉头完全进入钢板，减少对软组织的抵压，发生滑囊炎。④钢板的每一个螺孔都要配之以钉，减少钢板强度的损失和减轻其他螺丝钉的负荷。⑤防止螺丝钉在钢板下误入骨折面而失去钢板的固定作用。⑥应用加压钢板时要适当选择适应证，成套使用 AO系统。⑦防止加压时钢板对侧骨折分离。⑧对于蝶形骨折，应先将螺丝钉将骨折块加压固定在主折段，然后再用钢板架过骨折块区固定两主折段。⑨使用的加压钢板拧入螺丝钉时钉头在椭圆形滑动孔内应向骨折线部滑行，推动一侧骨折向对端嵌压。

目前国内外仍不断地对钢板的类型和固定作用进行创新和改进，如上海医科大学附属中山医院最近创制了一种带槽"冠型"自身加压钢板。其设计特点是钢板的近骨面有 9 条槽，能防止骨折两端的旋转和成角移位，而保留骨折端的轴向活动，有利于加压。钢板有 3 条轴向加厚带使钢板的强度大为增强。手术后无须外固定治疗，经过大量的解剖学测量、力学分析和临床试用，获得了满意的效果。

**（五）髓内针（钉）**

髓内针内固定术是治疗四肢长骨骨折的常用方法。如选用适当，方法正确，可以牢固地固定骨折，术后可不用外固定，即可早日功能锻炼，达到促进骨折愈合，早日恢复伤肢功能和避免长期外固定所引起的并发症。髓内针种类很多，一般可将其归纳为四个类型：硬直型髓内针、可屈型髓内针、联锁型（带栓型）髓内针和加压型髓内针。

**1. 硬直型髓内针**

如 Küntscher 针（梅花针和"V"形针）、AO 髓内针和 Diamond 针等。其固定作用是通过利用髓内针的一端卡在进针部位的骨端上，而针干卡在髓腔峡部，即骨干髓内针稳定区，从而使骨端与峡部之间获得固定，髓内针的横断面呈三角形、叶形、梅花形、菱形、"V"形等能防止骨折间的旋转、侧向和成角活动，而保留骨折断端间的轴向加压活动。

其固定方法有两种：①闭合插针法，也称盲插法或顺插法，其特点为不切开暴露骨折，而在 X线透视下进行闭合复位和插针。其优点为不增加骨外膜的损伤，对骨折愈合有利。缺点是需要良好的 X 线设备和较高的技术条件。②切开插针法，逆插法，其特点为切开显露骨折，直视下在骨折段之一的髓腔内先逆行插入髓内针，在骨端部穿出，待针端与骨折端相齐时，进行复位，然后将露在骨端外的髓内针顺利插入另一骨折段的髓腔，以固定骨折。此法优点为复位与插针较易，但切开复位将损伤骨外膜，对骨折愈合不利。

凡在"稳定区"的横行，短斜行或短螺旋形长骨骨折都可用硬直型髓内针做内固定。如肱骨中 1/3 与下 1/3 交界处闭合插针方向可从大结节上端或鹰嘴上部进针；尺骨中段，可从鹰嘴或下端进针；桡骨的中 1/3 与上 1/3 交界处，可从桡骨茎突上部进针；股骨干中上段，一般从大转子顶端处进针；胫骨中 1/3 和下 1/3 交界处，从胫骨结节之前上方进针。

在"稳定区"的某些粉碎性骨折，只要上下主折段对合抵接较稳，第三骨片可以辅以钢丝固定，也是相对适应证。该手术禁用于 18 岁以下的少年儿童，因为使用髓内针会损伤骨骺软骨，引起该部位的骨发育障碍，特别是较粗的髓内针，另外，儿童干骺端抗感染能力差等因素均对选用髓内针不利。

**2. 可屈型髓内针**

可屈型髓内针用适当韧性和弹性的特殊钢材制成。

（1）Rush 针：此针呈圆形并略弯曲，直径为 6mm，适用于股骨髁部骨折，但不适用于老年人股骨粗隆下骨折。用 Rush 针内固定时，在股骨大转子处做小切口，按闭合穿针法将其插入骨髓腔，完成骨折的三点固定。必要时也可在骨折部位再做一切口，整复骨折移位。股骨中段骨折用此针内固定时，针的两端分别与针附着，针中段的弯凸抵住骨髓腔的内侧皮质，形成内固定的三个着力点，对抗股内收肌的牵拉力，获得骨折的坚强内固定和迅速愈合，股骨中下段骨折尚需由股骨内髁穿入另一 Rush 针，加强内固定，股骨转子下骨折应将针上端弯曲呈"V"形，股骨下段骨折则需用双针内固定。Rush 针内固定的缺点是不易控制严重的旋转与剪式应力。

（2）Ender 针：适用于稳定性的转子间骨折，转子下横行或短斜行骨折，老年人稳定的髋关节囊外骨折，股骨干上 1/3、中 1/3 的横行骨折，股骨两段骨折，双股骨骨折。对于长斜行骨折及双侧皮质分离的骨折可与钢丝联用。Ender 针直径为 4.5mm，从股骨内髁开孔插入股骨髓腔，插进 3～4 根，在股骨颈部呈扇面撑开，起到牢固的内固定作用。其应力分布在股骨干轴线上，弯曲力降低，骨折处受力减少，负重时针的压力承受在全部长度的股骨外侧皮质上，其一部分力在股骨头和股骨轴线的内侧，其余在股骨干的外侧。它的压缩力臂短，Ender 针的特点是：应力分布均匀，合乎三点固定的原理，骨折处无额外的应力；由于骨折部周围的软组织未受到手术干扰，故骨折愈合快，它与髋部常规手术相比，创伤小，特别适用于髋部皮肤条件不佳而需延迟手术者；手术方法简便。不需要扩大髓腔，不干扰滋养血管，闭合插针成功率较高，易于掌握。应用 Ender 针做内固定时，需在 X 线透视下进行，配备全套 Ender 针固定器械，如击针器、兼控制旋转、弯针器（可根据临床需要弯曲髓内针）、拔针器、骨开槽器以及从 36cm 到 46cm 各种长度之 Ender 针，每一种长度至少备 4 枚。手术前测量股骨头到股骨内收肌结节之间的距离选择针的长度，手术时一定要充分复位，任何残留不稳定均可使针退出，下肢需放在外展 70°内旋位以防止术后外旋，在股骨内髁上方以三角形骨开槽器开槽，孔需足够长以能容纳 4 枚针为度，逐一插入 Ender 针，针头应恰好在股骨头软骨下 0.5cm 处止，第 1、2 根针头部要前倾弯曲，便于进入股骨头区，其余的针只要稍弯即可。针进入骨髓腔后应矫正方向使其在股骨颈部呈扇面展开，钉的数量必须填满骨髓腔。

### 3. 联锁型（带栓型）髓内针

主要用于治疗股骨和股骨下段骨折和不稳定性骨折，如Grosse-Kempf针，其特点是在硬直型髓内针的基础上，分别在针近端和远端设有螺丝钉孔，当拧入螺丝钉后，即增加了该针内固定的稳定性，特别适于不稳定性骨折，能起到防止旋转和短缩的作用。根据需要其有两种安装方法：动力性安装法，即在针近端拧入螺丝钉，这样能抵消张力性应力，使骨折部位产生单纯的加压应力；静力安装法，即在针远端拧入螺丝钉，使有张力性预应力的髓内针产生骨折的轴向加压。

### 4. 加压型髓内针

如Huckstep针和国内设计的加压髓内针，前者使用外加压器进行加压，后者使用内加压，即靠旋紧针近端的螺帽（加垫圈）进行加压。其加压原理是产生静力加压，目前在国内使用尚不多。

临床应用髓内针必须注意：①髓内针长短应合适，以免髓内针过长，穿破关节面，打入关节腔，影响关节活动，以致发生创伤性关节炎；过短者，固定效果不良，易引起骨断端成角畸形。②髓内针粗细应与髓腔相适应，过细者，可引起固定力不强；过粗者，就不能通过髓腔狭窄部分，如用暴力强行通过，可能发生骨干爆裂。有条件者可用髓腔钻，磨大髓腔的狭部。③打入髓内针时，应将有孔的针尾留于皮下。④髓内针内固定手术中不应剥离过多的骨外膜，因术中扩大髓腔并插入髓内针已在长距离内毁坏了2/3的血供，过多剥离骨膜，则缺血加重，潜伏替代时间延长，影响骨折愈合。⑤应按张力原则插入髓内针，"V"形或梅花型髓内针的开口对骨张力侧时，抗弯能力最强。⑥击入髓内针前应先复位，用固定器固定两骨折端，防止击入髓内针时骨折端分离和骨折远断端旋转。⑦使用Ender针内固定时，针的弯曲度应合适，弯曲度太大或不够，术中针尖有可能从骨折部的内侧或外侧穿出。⑧需防止Ender针太长或打入过深致使针尖穿出股骨头。⑨股骨髁上开槽时应防止股骨髁上劈裂骨折。⑩应用加压髓内针时，垫圈与螺丝帽应放在肌腱的深层，以免臀中、小肌收缩，使螺丝帽受到离心作用而松脱。⑪应排除螺丝帽与螺丝干间嵌入软组织或因外针过粗与骨干间太紧引起插入困难而误认为已产生足够的压力，这样才能确保拧入的螺丝帽产生有效的压力。⑫横栓的骨孔位置应准确，防止因找不到针孔，向近侧盲目扩大骨孔，引起加压时针尾拧出过长。

### （六）三刃钉和鹅颈钉

三刃钉也属于髓内针的一种，是治疗股骨颈骨折的有效内固定方法，不论有无移位的股骨颈骨折，都适于用三刃钉固定。三刃钉也可与钢板联用治疗股骨转子间骨折，称为鹅颈钉，有可调式鹅颈钉和固定式鹅颈钉两种。三刃钉的特点是体积小，接触面积大，破坏骨质少而固定较牢，其抗弯抗折强度很高，又可防止旋转，能有效地固定骨折，术后可不用外固定，手术后早期起坐活动，可有效地防止关节僵硬和肌肉萎缩。三刃钉在X线透视下用闭合插钉法插入，并不需要切开骨折部位，对股骨头和颈的血供损害极小，髋部肌肉的张力和收缩使骨折段沿着三刃钉相嵌而不发生其他方向活动，对骨折愈合有利。治疗股骨颈骨折的其他内固定物很多，除三刃钉外还有拉力螺丝钉，在骨折间能起到加压作用，促进骨折愈合。Kee&Konwell螺丝钉，全长均有螺纹，3枚螺丝钉可增加骨折固定的稳定性。Charnley螺丝钉，在螺丝钉的后部装有特制的弹簧与螺丝杆相连，固定后由于弹簧的回缩力，将螺丝前部向后拉，这样也起到了加压作用，并且螺丝钉能与钢板联用。

临床应用三刃钉内固定时必须注意：①选择适当的导针，太细的导针在手术过程中可发生弯曲、折断等意外，太长的导针有进入骨盆损伤内脏的危险。导针需笔直，不能有丝毫扭曲，否则在手术中击入三刃针时，可发生弯曲，有使三刃钉嵌顿的危险。②钻入导针时，应按股骨颈的 15°前倾角方向钻入；导针的方向应与股骨颈之颈干角相符。③每将三刃钉打进 1cm，应取下衔接器，观察留于骨外的骨针长度是否有变化，以避导针跟随三刃钉进入骨内。④必须选择长短合适的三刃钉，应用太短的三刃钉，固定作用可能不够；太长的三刃钉则易打入髋关节内或钉尾部露在骨皮质之外太多，引起局部疼痛。

### （七）形状记忆合金

记忆合金被应用于内固定手术是近年来才发展起来的。具有形状记忆效应（Shape Memory Effect，SME）的金属材料，在温度低于其马氏体转变点的环境中可产生一定程度的可塑性变形，此时材料内部出现马氏体组织。而温度升高到其逆转变温度以上时，马氏体开始转变为高温母相组织，形状开始恢复，这种情况可重复百万次，并在形状恢复过程中，伴随很大的恢复力。在已发现的数十种具有形状记忆效应的合金中，目前仅镍钛合金被用于医疗。它具有强度高，比重低，弹性模量较低，疲劳性能佳，耐腐蚀，耐磨，低磁性，无毒，生物相容性好等优点。

上海第二医科大学附属第九人民医院与其他单位共同研制了镍钛形状记忆加压骑缝钉，采用国产 NT-2 形状记忆合金。其设计和工作原理：加压骑缝钉呈"U"形，钉的两脚（插入段）为直线形，连接两脚的横行段（加压段）呈波浪形，插入段与加压段的夹角为 70°，按钉的粗细和跨度，可分为 6 种不同规格以满足不同需要。插入段长度 15mm（可在术前钳断调整），加压段 15～25mm，钉的压缩力主要由加压段产生，使用时在 4℃以下将加压段撑开，使其弯曲度减少而长度增加，复温后其曲度恢复原状，长度复原而产生压缩力。同时，低温下还将加压段的游离端靠拢而对骨折部的另一侧施加压缩力，既防止一般加压钢板偏心施压的缺点，又可避免钉滑出。该钉配备有专用撑开钳，可同时拉伸加压段并扩大加压段与插入段的夹角。

形状记忆加压骑缝钉具有以下优点：①体积小，手术创伤与异物量小。②造型灵巧，特别适用于关节附近使用。③可在骨折的两侧同时施加压缩力，并对抗肌肉与韧带张力，有利于促进愈合，防止骨折移位，分离。④不对抗肌肉收缩和负重时在骨折部产生的生理性压力，对骨折愈合后期的塑形改建过程较有利。⑤使用方便，操作简单，价格低，有利于推广，其适应证包括髌骨、踝部、尺骨鹰嘴、肱骨外髁与外科颈、桡骨、掌骨、胫骨平台等处的新鲜与陈旧性骨折，手术后允许早期活动，功能恢复较好。加压骑缝钉也应用于截骨和关节融合的加压固定，也收到保持稳定，促进愈合的效果。

临床应用形状记忆加压骑缝钉时必须注意，①选择适当规格的骑缝钉。②其变形温度最好略高于 0℃而在 5℃左右，这种温度较易在手术无菌条件下达到，且不损伤组织，恢复温度除特殊需要外，以 37℃为宜。③在低温下被拉伸的骑缝钉于升温后产生恢复力，当达到恢复温度时，其恢复力并未达到峰值，如果温度继续升高，恢复力还将继续增加，当温度下降时恢复力虽随之减小，但并不沿原有曲线下降，而是高于原有曲线，即恢复力的降低呈明显的滞后现象，临床应用时充分利用这一点，可以获得更好的压缩效果。④增加变形-恢复循环次数，可明显提高恢复力，且低温下变形量越大，恢复力也越大，但钉的任何一部位的变形量均不应超过 6%～8%，否则形状不能完全恢复。

NT-2 镍钛形状记忆合金还可制成记忆合金股骨头杯，与高密度聚乙烯臼杯组合成全髋双杯型假体，用于双杯型全髋关节置换。

## （八）脊柱内固定器

脊柱内固定器种类较多，包括棘突固定钢板、椎弓根固定钢板、哈氏器械及卢氏器械等，其中以哈氏器械和卢氏器械较为常用。

（1）哈氏脊柱内固定器，适用于：①Cobb 方法测量＞40°的脊柱侧弯者或＜40°，但保守治疗失败者。②胸腰椎压缩性骨折向前纵韧带完整后，对于爆炸性骨折而无神经症状者也适用。③半椎体畸形行半椎体切除者。④青年性脊柱后弯畸形（Scheuermann 病）脊柱屈曲度超过 60°者。⑤对于脊椎转移癌，压迫脊髓，做脊板减压术同时双侧哈氏撑开棒做内固定，可允许患者下床活动，接受放疗或化疗。⑥神经纤维瘤病出现脊柱侧弯，同时有截瘫者，切除畸形椎体，减压及切除肿瘤时，可用双侧哈氏撑开棒固定。⑦小儿麻痹性脊柱畸形。⑧对脊柱滑移症也可以用哈氏器纠正畸形和固定。

哈氏器配有撑开和加压两种棒以及撑开器（钳）、钩子放入器、持钩器（钳）、钩子钢丝等一套完整的器械，其应用以治疗脊柱侧弯为例，加压棒放在脊柱之凸侧，撑开棒放在脊柱的凹侧，撑开侧上端的钩子放置在侧凸顶端脊椎凹侧的下关节尖端，用持钩器插入上、下关节突之间使之固定牢固。放置下端的钩子在所选择椎体椎板上缘的凹侧，需切除椎体间之棘间韧带及黄韧带，用持钩器持下位钩 45°斜放入硬膜外，骑在椎板上而后叩之，使之牢固，在上下钩上各放一间钩，再连接撑开器，从凹侧撑开侧凹，在凸侧推挤，再旋转外撑开器，直到最大限度，选择长度合适的哈氏撑开棒，使其上、下端穿过上、下钩的孔中，取除外撑开器，再用撑开钩器使撑开棒上端有环节上的钩子再向上方牵开一、二节，达到限度而后停止。加压棒全长均有螺纹，一般在上面，下端连续的三个脊椎各放一个钩，上钩钩刃向下，下钩的钩刃向上，即与撑开棒的钩刃方向相反，每一钩的背部放一加压螺丝钉，上钩放在胸椎的横突上，插入横突肋骨关节中，下钩放在腰椎椎板的下缘、硬膜外，整个钢棒上段靠外，下段靠中线，在旋紧加压螺丝钉时，上、下钩子即紧贴椎板，使固定坚实。对于脊柱骨折者，一般上位钩是放在骨折椎体以上的第三个关节突上，下位钩放在骨折以下第三个椎板上缘，对骨折脱位合并截瘫的患者，在复位后，可以用双侧撑开棒固定，如果脊柱骨折是椎板、棘突、椎体的横断骨折以及脊椎骨折形成假关节均可以用加压棒。

临床应用哈氏脊柱内固定器时必须注意：①钩子要放在正确的位置，以防钩子脱位，对于严重的侧凸病例，上段脊柱几乎呈水平位，钩子要放入关节突中间是非常困难的，如果勉强放入，钩子和棒就不能相连接，如果把钩子放在直立位易钩伤脊髓。在这种情况下，可以把钩子钩在肋骨横突上，加上撑开力后，也很稳定，如果后凸畸形严重，超过 60°～70°，单纯用加压棒不足以矫正畸形时，可把棒放在肋骨的前方，胸腔内胸膜外。这样钩子与棒在垂直线上就没有前屈、后伸的力量，就不会脱钩。手术后外固定应可靠，以防术后钩子旋转脱位。②手术中植骨固定应做好，以防撑开插在体内折断，在所融合范围内的小关节突软骨面都应切除，中间嵌入碎骨片，促进融合，防止假关节形成，这是很重要的一个步骤。③哈氏棒的长度和位置应选择适当，哈氏棒应放在脊柱的稳定区（双侧腰骶关节的垂直线间的区域）内，如果钩子超过这个区域，上钩反而成了支点，致使侧凸倒向凹侧，如果棒过短，在其控制的这一段内，植骨融合可以基本不变形，然而棒上、下范围以外，仍可增加弯曲度，引起手术后弯度的复发和丢失矫正度。④上钩一定要在上、下关节突之间，靠外边，不要向内，过度靠内时会顶伤脊髓，如果侧凸严重，关节突不是垂直位而是水平位，其上方即为横卧的脊髓，故可将上钩安放在横突肋骨部，加压撑开后，只会压在椎体上不会损伤脊髓。撑开时所施的外力必须适当，以免脊髓发生牵拉性损伤或脊髓血管被拉扁，引起脊髓供血障碍。

（2）卢氏脊柱内固定器：主要用于治疗脊柱侧弯畸形，配有两根"L"形钢棒，放在脊柱的两侧椎板上，把短头钉在一端的棘突（腰椎），另一根短头钉在上部胸椎的棘突上，以控制其左右滑动，这样就犹如一长方形结构，切除需要固定脊椎的棘间韧带，直至硬膜外脂肪组织，用30cm长的钢丝，两端对折成双股，使两股钢丝靠拢，弯折呈短弧形，放入每一个棘突之间内下侧面硬膜外脂肪的外面间隙中，将其用钩子钩拉出椎板外，顶端剪断，一分为二，再把各侧的钢丝拧紧在各侧的钢棒上，这样椎板和钢棒就完全固定在一起。卢氏手术的最大优点是固定结实，术后不需用石膏背心固定。但手术比较复杂，每一钢丝要通过硬膜外腔，这就增加了脊髓损伤的机会。

临床应用卢氏内固定必须注意：①做卢氏手术时，矫正部分侧凸，也需要做融合术，由于两根钢棒及多数钢丝覆盖于椎板，因此铺放植骨块的面积缩小，因此，在做融合时，切除关节突很重要，椎板去皮质步骤也需做得细致。②钢丝的弯度应呈半圆弧形，弧的长度等于椎板的宽度，一般用双股，放入钢丝时不应暴力推进，以避免损伤脊髓。钢丝不应拧得过紧，以防断裂。③应防止钢棒滑动和椎板断裂。④切除黄韧带显露硬脊膜外腔时应防止脊髓损伤。

# 第四章　腰椎不稳症

腰椎不稳症是指腰椎椎节在正常生理负荷下不能保持固有的序列关系而发生异常活动，以及由此产生的一系列病理过程和临床表现。随着对该病认识的加深，临床发现高达30%的腰痛系由于不同原因造成腰椎不稳所引起，该疾病已成为脊柱外科的常见病和多发病。

需要注意的是，其他多种腰椎疾患亦可有腰椎不稳的表现。

## 第一节　腰椎不稳症的病因和病理

### 一、腰椎不稳症的病因

引起腰椎不稳症的原因较多，但多数病例由于退变引起，此种退变性腰椎不稳使得受累节段排列改变，在正常负荷下出现异常运动，并引起以下腰痛为主要表现的临床症状。此外，尚有部分腰椎不稳病例系由于腰椎遭受外伤或者神经肌肉系统疾患所致。

**1. 退变**

腰椎的退变同脊柱其他节段一样，属于机体的代偿反应：通过椎体边缘韧带-骨膜下出血、血肿机化和后期的骨质增生等病理过程，希望借此增大接触面来缓解负荷，同时得以维持椎体在正常负荷下相互之间的咬合关系。然而，当退变发展到相邻椎节出现异常位移时，即可导致不稳的发生，如腰椎不稳持续进展，患者出现临床症状时，即称之为腰椎不稳症。除椎节不稳外，退变所导致的腰椎不稳尚具有椎间高度下降、韧带及小关节囊松弛、小关节增生退变三个特征。

**2. 外伤**

腰椎在脊柱所有节段中负荷最大，且活动度较大，在这一区域形成一应力集中区，受到外伤后其稳定结构容易遭致破坏，进而导致不稳症状发生。其损伤形式一般有以下几种。

（1）长时间、反复多次发生微小创伤：可导致椎间盘退变加速，进而引起脊柱不稳。包括长时间不正确的工作姿势（比如整个身体不停地振动）等。

（2）超大负荷短时间损伤：造成小关节或者终板的骨折，纤维环或者关节囊发生撕裂及嵌顿，未予重视或有效治疗，后期可造成腰椎不稳。

（3）医源性损伤：腰椎手术中切除了小关节等重要结构，尤其在后路减压时既切除了小关节，又摘除了破裂的椎间盘，极易导致术后椎节不稳。

**3. 椎旁肌肉功能障碍或低下**

由于肌肉组织解剖、生理较为复杂，过去缺少像对脊椎其他结构一样进行的系统研究，因而对其维持脊柱稳定性的作用认识不足。现在，多数学者已认为肌肉系统亦是维持脊柱稳定的重要因素。如果神经-肌肉连接系统发生障碍或者肌肉本身的耐力下降，当骨与关节稳定性下降时，则可加速这一病理变化过程；反之，强大的肌肉力量可部分弥补骨性结构的不稳。

### 二、腰椎不稳症的病理分期

**1. 腰椎不稳症的病理**

腰椎稳定性的维持依赖于以下三个方面。

（1）骨性椎节：又称之为维持腰椎稳定的静态因素。

（2）肌肉系统：指围绕于腰椎椎节周围的肌群，又称之为动态因素。

（3）神经系统：指调节、控制肌肉的运动，进而引起腰椎的各种活动的神经支配，又可称之为调控系统。

以上三个方面协调作用，在维持腰椎稳定的同时，保证腰椎的各个方向的生理活动，完成日常动作。如果其中某一或者多个因素受损，则容易导致腰椎不稳症的发生。

一般认为，腰椎不稳是腰椎退行性变性的早期表现之一，而外伤与劳损等与退变又具有密切关系。小关节面、关节囊以及椎间盘的软骨面最容易受到损伤，使软骨纤维化、厚度减小和骨质致密化。随着损伤程度的不同，可引起不同程度的微骨折，且大多见于软骨下方。与此同时，滑膜可出现急性炎症反应，有液体渗出，渐而滑膜增厚，并可导致关节周围的纤维化。如损伤相对较轻，可通过组织修复而很快恢复。反复的损伤累积加之退变性因素，可引起一系列变化：随着椎间盘高度减小，小关节的重叠程度加大；同时，黄韧带可增厚或松弛，出现运动节段的超限活动，并可伴有相应节段的椎管与神经根管变窄，产生一系列临床表现。

**2. 腰椎不稳症的分期**

本病是一个逐渐发生发展的慢性疾患，在一般情况下，将腰椎不稳症分为以下三个阶段。

（1）退变早期：为本病的开始阶段，主要表现为动力性不稳，也称为功能障碍期。此时椎间盘含水量下降、纤维环变形松弛、小关节囊张力下降，关节软骨呈现早期纤维化改变。此时在外力作用下，椎体可出现轻度移位，但一般来讲临床症状较轻，即使有急性症状发作，多数可很快恢复正常。

（2）不稳定期：随着病变的加剧，小关节变得更为松弛，关节软骨及椎间盘退变明显，开始出现各种临床症状。此时，动力位摄片可见椎体异常移位明显。生物力学测试表明，在此期不稳定的节段最容易发生椎间盘突出。

（3）畸形固定期：由于小关节及椎间盘周围骨赘的形成，脊柱运动节段重新获得稳定，此时出现较为固定的畸形。病理检查可见小关节软骨退变已到晚期，纤维环与髓核中可有明显破裂，椎体边缘可见骨刺。固定畸形及骨赘的过度增生常使椎管的口径发生改变，此时，椎节松动逐渐获得自身稳定，但由于骨赘及脊柱正常序列的改变，容易发生椎管狭窄。

# 第二节　腰椎不稳症的临床表现

轻度的腰椎不稳症状多不明显，重者则可呈现腰椎的滑移，因其多不伴椎弓峡部崩裂，故又可称之为"假性脊椎滑脱"。其中腰痛及坐骨神经痛是腰椎不稳的主要症状。临床表现具有如下特点。

### 一、一般症状

（1）腰部局部不适：除主诉下腰部酸胀、无力外，患者感觉其腰部有"折断感"，以站立或行走过久后更为明显。

（2）惧站立、喜依托：由于腰椎椎节间关节囊及椎间盘的松弛，患者多不愿长久站立，或是站立时喜欢将身体依靠在墙上或桌椅上等，以减轻腰部的负荷。

（3）可急性发作：通常原来就有慢性腰痛史，急性发作时常有明显的外伤诱因。可出现或不出现神经压迫症状，而仅表现为腰背部疼痛。

（4）惧负重：因腰椎不稳，且多数伴有腰肌萎缩，因此患者不愿携带重物，以减轻腰部负荷。

## 二、疼痛

（1）一般性疼痛：轻重不一，持续时间短，经休息、制动及物理治疗后可在 4~5 天内缓解，但容易复发。

（2）根性疼痛：如果椎节的松动程度较大，则易使脊神经根受牵拉而出现根性放射性疼痛症状，但平卧后症状立即消失或明显减轻。

双侧性：疼痛常为两侧性，但程度可以不同。多由下腰部和臀部向腹股沟及腿部放射，但很少波及膝以下。咳嗽或喷嚏等动作致腹压增高时不会使疼痛加剧，但如造成椎体间的异常活动，则可引起明显疼痛。

交锁现象：由于椎节松动及疼痛，患者多不敢弯腰；严重的病例，可在腰椎从前屈位转为伸直位时，出现类似膝关节半月板的"交锁"征而使腰椎固定在某一角度；需稍许活动方可"解锁"，而恢复腰椎正常活动。

此外，在腰椎间盘突出症的患者中，如腰痛反复发作，并伴有严重的坐骨神经痛，多提示同时存在腰椎不稳，应加以明确。

## 三、体征

腰椎不稳的患者临床查体本身阳性体征较少，尤其处于病变早期者更为如此。体检时可从以下方面加以观察。

（1）骶棘肌的外形：如果站立时骶棘肌紧张呈条索状，而俯卧时其硬度明显下降，则说明腰椎存在不稳，不能正常负荷，只有通过随意肌的调节来支撑。

（2）观察腰部屈伸活动的整个过程：结合年龄、职业等因素进行综合分析，若腰部在前屈过程中表现为代偿性髋前屈或突然出现髋关节抖动，或腰椎屈曲突然停止等，均说明退变节段已变得十分软弱，松弛的韧带和后关节囊在腰部前屈活动中已不能起到正常的制约作用。

（3）体位改变可诱发腰背部疼痛：腰椎在不同体位时负荷不同，从坐、站、慢步行走到快步奔跑中，负荷逐渐增大。对于一个稳定性明显下降的椎节，显然无法承受越来越大的负荷，可表现为患者在体位改变时伴有明显的疼痛感。

## 四、辅助检查

**1. X 线平片**

X 线片对于腰椎不稳的诊断具有重要意义，尤以动力性摄片更具价值，可早期发现椎节不稳。

（1）常规腰椎平片：可观察到小关节、棘突排列不对称，小关节增生、肥大及半脱位等异常。此外，可观察到牵张性骨刺，此种骨刺一般多位于椎体前方或侧方，呈水平方向凸起，基底部距椎间盘外缘1mm，这是由于腰椎不稳时相邻椎体间出现异常活动，使椎间盘纤维环的外层纤维受到牵张性劳损所致。其临床意义也不同于常见的爪形骨刺。小的牵张性骨刺意味着目前有腰椎不稳存在，而大的牵张性骨刺则提示该节段既往发生过不稳。当腰椎重新获得稳定后，牵张性骨刺可逐渐消失。椎间隙狭窄是腰椎疾患中常见的一种征象，是髓核脱位、位移及整个椎间盘退变的间接依据。由于椎间隙狭窄使小关节承受的压力增加，因此，腰椎不稳时，小关节的改变常与椎间隙狭窄同时存在。

（2）动力性摄片：相邻椎体间的相对位移显著增加，是腰椎不稳的重要表现之一，也是腰椎不稳的实质所在。在普通腰椎平片上，退变节段椎体后缘的移位很难表现出来，此时须借助动力性 X 线摄影及测量技术做出诊断。

在 X 线片上辨认相互位置关系异常的节段，在下一椎体作后上缘和后下缘的连线 A，再通过上一椎体的后下缘作 A 的平行线 C。测量直线 A、C 之间的垂直距离，后移用 RO 表示，前移用 AO 表示，并测量上一椎体的矢状径 W。移位值＝RO（或 AO）/W×100%，当仰伸位移位值＞9%，或屈曲位移位值＞6%时，可结合临床诊断为退变性腰椎不稳症。

**2．CT 和 MRI**

（1）CT 扫描：X 线平片只能反映所摄片部位的二维结构，CT 则除了能更详细地显示平片所见到的退变征象外，还可清楚地显示一些与神经根和马尾神经压迫有关的改变，包括关节囊钙化、黄韧带肥厚、神经根管狭窄、椎管变形或狭窄等，这些征象有助于解释临床症状和体征以及其他一些与 X 线征象不相符合的问题。此外，CT 还可以检查出骨结构排列紊乱，如小关节角度改变及其矢状排列的趋向，这种矢状排列则构成了退变性不稳甚至滑脱的解剖因素之一。

（2）MRI 检查：MRI 在判断腰椎稳定性方面，兼具 X 线平片和 CT 的优越性，不但能显示骨性结构、椎间盘、小关节及椎节退变程度，而且又能直观地显示脊髓、圆锥、马尾和神经根的改变以及神经组织与周围结构间的相互关系。

# 第三节　腰椎不稳症的诊断与鉴别诊断

## 一、腰椎不稳症的诊断标准

本病的诊断标准意见不一，以下几点具有重要诊断价值。

（1）腰部交锁征：由于腰椎不稳症常与其他腰椎疾病同时存在，且多无特异性表现，因此，临床症状比较复杂，与其他原因引起的下腰痛较难区别。当有反复急性发作且持续时间短暂的剧烈腰痛时，即考虑腰椎不稳的可能。但如伴有腰部的"交锁"现象时，对于本病的诊断具有相对特异性，应重视。

（2）平卧后症状消失：当患者处于活动状态时出现下腰部疼痛症状，但平卧后症状明显减轻或完全消失。

（3）动力性摄片：在动力性摄片上测量椎体间的相对位移，不仅可对腰椎不稳做出明确的诊断，还可对腰椎不稳的程度进行评价。White 和 Panjabi 提出采用屈曲位片上椎间相对位移＞3mm，或者不稳椎节间成角与相邻正常椎体间成角之差超过 22°，可诊断为腰椎不稳。

## 二、鉴别诊断

需要与其他可引起腰部酸胀、疼痛不适的疾患相鉴别，如腰肌劳损、腰椎管狭窄、腰椎结核或者肿瘤等。本病疼痛特点表现为动力性痛，平卧后症状可缓解或消失，腰椎伸屈侧位 X 线片可见椎间不稳征象；而腰肌劳损常见于重体力劳动者，其发病人群趋向于中青年，有较为明显的职业特点，且症状一般局限于腰背部疼痛，或放射至臀部，并不沿坐骨神经走行放射，查体可触及腰背肌紧张甚至痉挛，双下肢无阳性体征，经理疗、外敷药膏等保守治疗后，多可痊愈。腰椎管狭窄症的患者表现为间歇性跛行，CT 或者 MRI 一般均可见腰椎管矢状径和（或）横径减小，如为单纯的椎管狭窄，则腰椎伸屈侧位 X 线片一般并无不稳迹象。腰椎结核或者腰椎肿瘤，则更容易鉴别，前者除有结核中毒症状外，血沉一般较快，多超过 50mm/h，严重者 B 超或者 CT/MRI 可见腰大肌旁脓肿存在；后者不论为原发性还是转移性占位，早期仅仅表现为腰背部疼痛，但如果仔细查体，结合全身骨扫描检查，亦可与腰椎不稳做出鉴别。

# 第四节　腰椎不稳症的治疗

腰椎不稳症早期症状较轻时，可采用非手术疗法，症状多可缓解。如病情进展较快或发现时症状已较严重，非手术治疗无效的情况下，则需要考虑手术治疗。

## 一、非手术疗法

（1）减少腰部活动：尤其要避免腰部的旋转及屈曲动作，以减少不稳节段的剪切力。

（2）控制体重：适度减肥，防止过剩体重局限在腹部，减少对脊柱前凸的拉力。同时可减轻腰椎的负荷，减少不稳节段的承载。

（3）腰围制动：使用腰围或支具制动，减少对不稳节段的压力。

（4）腰背肌肉锻炼：指导和鼓励患者坚持进行腰背肌肉功能锻炼，强有力的腰背肌肉一定程度上可以恢复并维持不稳定节段的稳定性。腰背肌肉锻炼方法有多种，其中腰部前屈及后伸训练比较有效，前者可以增加腹肌的力量，后者则锻炼腰背肌肉力量。这种同时训练脊柱前后肌群的锻炼方法，对于改善及维持脊柱的稳定性非常重要。除了增加腰部肌群力量的训练外，尚需训练其相互协调性，才能有效维持腰椎稳定。

## 二、腰椎不稳症的手术疗法

对于症状较重、保守治疗无效的患者，同时影像学亦提示腰椎不稳诊断明确，则需要考虑手术治疗。手术的目的在于通过内固定及脊柱融合术将腰椎不稳的节段予以稳定，减少或消除局部异常活动，从而缓解疼痛，伴有神经压迫症状者，可以同时予以椎管减压。

稳定腰椎的手术有后入路和前入路之分，过去多采用后路手术，如横突间植骨融合术、小关节植骨融合术、"H"形骨块椎板植骨术以及使用机械棒固定手术等。但从解剖和生理学的角度来看，以椎体间植骨融合术最为合适；它不但能解除腰椎屈伸方向的不稳，也能同时解除因屈伸方向不稳而产生的侧向不稳和旋转不稳。如前所述，如果腰椎不稳发展到脊柱畸形，并导致马尾或神经根受压时，则需在解除压迫后同时行稳定手术。此时如何选择术式，应视患者的具体情况及医师的习惯来考虑。

## （一）腰椎椎节融合术的基本要求

不论前路还是后路手术，或者前后联合入路，理想的腰椎融合术应在对脊柱结构破坏最小、功能及活动度影响不大的前提下，达到以下目的：①恢复腰椎正常序列关系，重建受累椎节的稳定。②对于已发生畸形者，则需要矫正畸形或至少防止畸形的继续发展。③椎间隙狭窄者要恢复椎间正常高度，以恢复黄韧带、后纵韧带及小关节囊的张力，消除其皱褶进入椎管内对神经产生的压迫。④通过稳定和（或）减压等操作，最终消除症状，缓解患者痛苦。

## （二）腰椎后路融合术

最初，腰椎后路融合固定主要分两大类：一类是固定棘突，如 Albee 法和双钢板固定棘突术等。另一类是固定椎间小关节及椎板，如 Hibbs 法、改良 Hibbs 法以及 King 小关节螺丝钉固定法等，两者联合应用的情况有时更为多见。后来，双钢板固定棘突术由于失败率较高而被摒弃，代之以 Steeffe 钢板、Luque 杆、Harrington 棒等技术。近年来，随着医用材料学的发展和对脊柱生物力学认识的进一步加深，新的融合、固定技术不断涌现，使得腰椎不稳获得了比较满意的治疗效果。

**1. 后方椎板融合术**

最早由 Hibbs 报道，又称为后侧融合术，具体做法为：选择腰椎正中纵行切口，沿皮肤切开深筋膜和棘上韧带。骨膜下剥离、显露后，依次自棘突、椎板及小关节突上凿起小骨片，翻在旁边，并相互部分重叠。再取适量自体髂骨植在小骨片表面，以增加植骨量，促进融合，然后逐层关闭伤口。由于该术式在腰椎假关节形成率较高，近年来已很少使用。

**2. 后外侧融合术**

在后方椎板融合术的基础上发展而来，该术式的植骨融合范围从单纯椎板间扩大至关节突和横突之间，融合范围广泛，成功率明显高于单纯的后侧融合方式。后外侧植骨融合术的优点包括：①不影响后方椎板切除减压，对于合并有神经压迫的病例，可以一期同时完成减压和植骨融合的操作。②相对于椎板植骨，后外侧融合时植骨于腰椎关节突关节和横突间，此处血运较为丰富，利于融合。③手术操作简便。

不过，由于脊柱的后柱结构仅仅承担了20%左右的负荷，因此，后外侧融合后对脊柱整体稳定性的控制较前路椎间融合为差；且术中需要向两侧剥离的软组织范围亦较大；而由于融合的面积大，需要的植骨量相应较多。综上所述，后外侧融合技术虽较后方单纯椎板间融合为优，但仍存在较多缺点。

**3. 经后路椎体间融合术**

腰椎后路椎体间融合术（Posterior Lumbar Interbody Fusion，PLIF），最早由 Cloward 提出，1953 年开始应用于临床，是目前应用更为普遍的椎体间融合方式。文献报道其术后满意率可达79%～93%，融合率为 88%～96%。PLIF 术式在植骨之前，可彻底切除增生退变的椎板、黄韧带，并处理关节突关节，扩大中央椎管和侧隐窝，同时可以摘除突出的髓核并清理椎间盘，做到真正意义上的彻底减压。因此，临床融合效果确切。

植骨材料方面，可以是自体骨或异体骨。尽管自体髂骨块仍然是目前椎间植骨的金标准，其融合最为确切，但由于取骨区并发症发生率较多，应用越来越少；异体骨应用较多的是异体股骨和腓骨，皮质骨较多，支撑作用强，但生长能力差、排异反应明显，融合率相对较低。近年来，腰椎间融合器技术逐渐成熟，其最大的优点在于可以利用减压时切除的椎板等自体碎骨块填塞融合器，保证融合效果的同时，避免了既往自体取骨的并发症；而且，辅以后路椎弓根螺钉技术，则可大大提高腰椎术后即刻及远期的稳定性，患者可早日下地活动。因此，临床应用得以逐渐普及。以下以美国枢法模公司的腰椎融合器技术为例对经后路椎体间融合手术过程加以详细阐述。

（1）体位：采用俯卧位，腹部下垫"U"形或"8"字形垫，避免腹部受压，以减少出血。术中需拍片或透视，注意要使腰部置于手术床的可透视位置。

（2）显露：后路中线切口，按常规显露施术节段的椎板和小关节，两侧至椎弓根螺钉植入区域，应避免破坏关节囊和周围韧带组织。切除欲融合节段的部分椎板和小关节突的内侧部分，以显露硬膜囊和侧部纤维环。

（3）椎管减压：对于合并有椎管狭窄的患者，此时可进行扩大椎管减压术，切除增厚的黄韧带或关节突增生部分，消除对硬膜或神经根的压迫。

（4）切除椎间盘：使用特制的神经拉钩将硬膜及神经根向中线牵开后，尖刀在一侧的纤维环上小心切开，按常规方法用髓核钳摘除椎间盘软组织碎片或突出至椎管内的椎间盘碎片，此时不必强求完全去除椎间盘组织，可待随后撑开椎间隙暴露清楚后再进行彻底清除。

（5）撑开植入空间：使用特制的撑开器逐步施行撑开，直到植入空间恢复合适的高度、椎间孔恢复张开状态。需要强调的是，在"T"形手柄上应先装上较小撑开器（一般从 7mm 开始），按扁平面与终板平行的方向插入，旋转 90°以撑开植入空间，取下手柄。按同样方法在对侧插入大 1mm 的撑开器。如此循环，逐渐撑开。

此过程应注意小心操作，避免过度撑开，以免使周围纤维环等软组织张力降低，植入融合器后发生松动；准备一侧植入空间时，另一侧的撑开器仍留在椎间隙，以维持撑开的高度。如已植入椎弓根螺钉，在此阶段可安装连接杆，协助维持撑开状态，可使操作更为简单。

（6）预备植入空间：①清除残留椎间盘，在一侧撑开器维持撑开的状态下，使用侧面刮匙插入对侧椎间隙并用力双向旋转，以切除剩余的椎间盘组织，操作中应保护神经根及硬膜囊，以免损伤。②处理终板，使用圆形刮刀清理椎间隙剩余的软组织和覆盖在终板上的软骨层，从中部逐渐向侧方刮除，直至上下终板上的软组织刮干净为止。③对侧准备，在通过上两步骤完成空间预备的那侧椎间插入合适的撑开器，维持高度，于另一侧重复上述步骤。

（7）扩孔：在保护套筒保护下，将铰刀插入植入空间，并双向旋转，以进一步清理上下终板间区域。

（8）填充植骨块：根据患者的生理解剖结构和治疗方案选择合适规格的融合器，将切除的椎板、棘突处理后，碎骨块填塞融合器并压实。

（9）植入融合器：将填满植骨块的融合器装到插入器上，通过保护套筒植入一侧椎间隙，至设定停止点，再将另一融合器植入对侧间隙。一般要使融合器沉入椎体后壁下 2～5mm，以免进入椎管内刺激或损伤神经根。

（10）椎弓根螺钉内固定：施行椎间融合器融合术的同时，附加后路椎弓根螺钉固定，腰椎稳定性则大为加强。此外，尚可以借助椎弓根螺钉的支撑作用撑开椎间隙，便于预备融合器的植入。

（11）术后处理：按常规缝合伤口，让患者卧床休息 3 天。

以上为后路植入融合器的操作步骤，植骨块的植入与此类同。

### （三）腰椎前路融合术

腰椎前路融合术与后路相比，具有节省时间、减少出血、彻底清除椎间盘组织及保留腰椎后方结构稳定等诸多优点，对于腰椎不稳引起的腰痛术后改善率较高，但术前需通过椎间盘造影及疼痛诱发试验并结合 MRI 明确腰痛来源，方能取得预期效果。但无法同时解除椎管狭窄等致压因素引起的神经症状，因此手术适应证相对较窄。

（1）体位：仰卧位，腰骶部对准手术台的拱起部位。可适当将腰骶部垫高，使腰椎椎间隙增宽，便于术中操作。

（2）麻醉：采用硬膜外麻醉或全身麻醉。

（3）切口：通常采用左下腹左侧旁正中切口或倒"8"字切口。

（4）操作步骤。

①显露、分离腹膜：逐层切开皮肤、皮下组织及腹壁肌层后，提起腹直肌后鞘边缘，将腹直肌后鞘与腹膜向外钝性解剖分开。用裹纱布的手指行腹膜外分离到腹膜反褶处，将腹膜及下腹腔脏器向中央牵开。推开腹膜后脂肪，将腹膜自腰大肌筋膜上分开。注意勿损伤或切开腹膜。

②椎前显露：将腹膜向中线推开后，可见髂总动、静脉和跨过其上的输尿管。输尿管应随同腹膜拉向中线。小心保护血管和输尿管，继续向中线分离，即可显露腰椎和骶椎前外侧。腹主动脉分叉一般在腰 4~5 椎间盘处；而腰 5 骶 1 椎间盘在主动脉分叉以下。此处正位于腰椎向前的生理弧度与骶椎向后的生理弧度的分界线，明显向前凸出的为骶骨岬，可作为定位标志。如果手术台上定位有困难，可在手术台上摄 X 片定位。从椎体之左侧分离软组织，寻找椎体侧前方腰横动脉，予以分离结扎或贯穿缝合。再切开前纵韧带，小心做骨膜下剥离，将骨膜连同腹主动脉及下腔静脉一齐拉向右侧，将椎体与椎间隙完全显露出来。目前使用 Syn Frame 脊柱手术拉钩系统可缩小切口，减少创伤，使显露更加清楚和安全。

③处理椎间盘：切开纤维环，清除椎间盘组织，同时需切除相应上、下软骨板，以利于植骨融合。操作过程中注意切勿穿透或损伤后纵韧带。

④植入骨块或融合器：从髂前上棘取双层皮质骨块，根据椎间隙高度修剪后将其紧密地锤入椎间隙内。目前亦有各种形状椎间融合器应用于腰椎前路的椎间融合，可作为选择。

（5）术后处理：术后短期内部分患者可能出现腹胀，可行胃肠减压，待自行排气后再予拔除。胃肠减压期间，应严格禁食。术后 2~3 天后常规摄腰椎正侧位 X 线片观察骨块或融合器的位置。术后 2 周可在腰围保护下逐渐下地活动。

### （四）经椎间孔腰椎间融合术

经椎间孔腰椎间融合术（Transforaminal Lumbar Interbody Fusion，TLIF）最早由 Jurgen Harms 教授提出，近年来逐渐应用于临床。TLIF 演变于后路腰椎椎体间融合术（PLIF），该术式通过一侧的椎间孔而抵达病变之椎间隙。与 PLIF 技术相比，具有对脊柱结构破坏小、软组织损伤少及硬膜囊牵拉较轻的优点。具体手术操作步骤简述如下。

（1）体位及麻醉：一般采用俯卧位，气管内插管麻醉。浅层的显露同常规腰椎后路手术，根据术前预定方案，深层一般仅剥离一侧的骶棘肌、显露同侧椎板及横突。

（2）关节突切除：为了通过椎间孔到达椎间隙，必须切除相邻椎节的上、下关节突，以腰5骶1为例，应切除腰5一侧的下关节突及骶1同侧的上关节突，并切除深面附着的黄韧带及关节囊组织。此时可较好显露神经根及硬膜囊外侧，注意保护。

（3）椎间隙撑开：牵开神经根后，于椎间盘外侧纤维环上开口，使用扩张器或椎间撑开器初步撑开，为椎间盘切除术准备操作空间。

（4）椎间盘切除及终板准备：同其他入路行椎体间融合一样，TLIF 需在保留终板完整性的前提下，彻底切除椎间盘。TLIF 配备有特制的直型、成角型、外偏杯状、环形及下开口或双成角型刮匙，可用以将椎间盘组织完全摘除并做好植骨床的准备。

（5）碎骨块的放置：依次采用不同大小的撑开器撑开椎间隙，使纤维环保持紧张状态，将自体碎骨块植入前1/3及对侧半椎间隙，并使用工具压紧填实。

（6）融合器或自体髂骨块植入：选择试模，插入椎间隙，待试模大小合适后，植入椎间融合器或自体髂骨块。通常情况 TLIF 需辅以后方椎弓根螺钉内固定，可较好恢复腰椎的稳定性，并获得良好的植骨融合所需的生物力学稳定性。

# 第五节　椎间融合器在腰椎不稳症治疗中的应用

自20世纪40年代 Cloward 提出脊柱融合术以来，这一概念逐渐被接受并成功应用于下腰痛患者的治疗。然而，不管是椎体间植骨还是侧后方植骨融合或者前后方结合的植骨融合技术，都存在较多的并发症，主要包括：植骨融合率较低；植骨块塌陷、移位；髂骨供骨区并发症等。同时，由于术后即刻刚度不足，往往还需附加内固定或者长期卧床。椎体间融合器技术的出现，弥补了单纯植骨块融合的不足，因而在近年来发展迅速。

## 一、腰椎椎体间融合器的演变

文献报道，最早用于人类的椎体间融合器为 BAK（Bagby and Kuslich），呈中空、多孔，周壁上有条形的螺纹状设计。以后出现的 TFC（Threaded Fusion Cage）设计与 BAK 类似，但螺纹为锐利的锯齿状，两者均属螺纹圆柱状，这类椎体间融合器植入时往往损伤椎体终板，致使腰椎承载能力下降，较易出现椎间高度丢失，目前临床上应用越来越少。为克服这类椎间融合器的不足，新的设计（非螺纹圆柱状）不断出现，部分前路椎间融合器可结合螺钉或钢板同时使用，加强了融合器的稳定性。目前临床上应用于腰椎的椎间融合器种类已颇多，不论其外形设计如何不同，其基本结构实质上都类似，为一个空心、周边可让骨痂或血管穿过的箱状结构物。

## 二、椎间融合器的设计

### 1. 材料

（1）医用钛合金：早期应用于人体的腰椎间融合器主要由高强度钛合金制成，具有无毒、无致畸、无癌变及与人体组织生物相容性良好等优点，因其为无磁或弱磁性，故不影响术后MRI检查。

（2）碳纤维：具有透 X 射线的特性，术后利于观察融合器内植骨融合的情况。但由于其可能对人体具有低毒性，目前临床应用已较少。

（3）聚醚醚酮：具有生物相容性佳、无排异、无致畸及无基因突变等优点；弹性模量与人体骨组织最为接近，有利于植骨融合。此外，聚醚醚酮材料抗磨损及抗衰老特性优于其他材料，抗蠕变模量较理想，抗腐蚀及抗水解能力亦较佳；而且具有和碳纤维材料一样的透 X 射线的特性，因此，近年来在临床上应用广泛。

**2．结构**

虽然各种腰椎间融合器的外形不尽相同，但实质结构大致相似，为一呈中空、周壁带孔的"鸟笼"状，因此又可称之为"Cage"，使用时与椎体矢状径呈平行植入椎间隙处，可左右各植入 1 枚；或仅用一枚斜行植入椎间隙。

**3．力学强度测试**

正常腰椎间关节所承受之压应力均低于 90.72kg（200 磅）。经力学测试，表明腰椎间融合器在负载 100kg 状态下，经数千次测试，未见受损或变形。事实上，数月后当其完全与周围骨质融合成为一个整体时，则具有与椎体相似的力学强度。

### 三、腰椎间融合器用于腰椎不稳的基本原理

（1）撑开-压缩机制：通过融合器本身的高度，使椎节周围的肌肉、韧带及纤维环均处于张应力增加状态，以致形成椎节稳定的"撑开-压缩张力带"作用。此时植入物与周围骨质呈嵌合状紧密接触，不易滑出或滑入。

（2）恢复与增加椎间高度：植入椎间隙的椎间融合器（Cage）在使椎节获得撑开效果的同时，可有效增加 5%～10% 的椎间高度，增大椎间孔容积，减轻神经根刺激症状。

（3）稳定椎节：融合器与椎体相邻两面的设计一般具有刺状结构，加之上下两端拱石状结构的抗旋转作用，植入的 Cage 可使椎节处于高稳定状态及良好的抗剪力效应，术后早期即具有近似正常椎节的稳定性。

（4）提供植骨融合环境：植入的 Cage 中间填塞有自体骨块，与相邻椎体骨组织接触后，逐渐融合，从而获得长期的稳定，使腰椎不稳得到治愈。而 Cage 在植骨融合的过程中，暂时稳定椎节，为植骨块提供了良好的融合环境。

### 四、病例选择

**1．手术适应证**

（1）年龄：以 18 岁以上之成年人为宜。

（2）临床特点：具有站立或行走时出现腰和（或）下肢症状而平卧后症状消失或明显减轻等腰椎不稳的典型临床表现，且腰椎 X 片未见病变椎间隙明显狭窄者。

（3）全身状态：患者体质及精神状态良好、能耐受手术者。

**2．手术禁忌证**

（1）椎体滑脱：Ⅰ度以上的腰段或腰骶段椎节滑脱而又未行椎节复位固定者。

（2）施术椎节有病变者：如椎节感染或肿瘤者。

（3）其他：指年迈体弱、明显骨质疏松者。

## 五、手术入路的选择

腰椎间融合器的植入可通过前路、后路或者经椎间孔入路来实施，总结其各自特点如下。

（1）前路：前路手术无须牵拉脊髓及神经根，安全性较大；可植入楔状融合器，有利于增加腰椎前凸。但前路手术亦有明显的不足，包括：有损伤重要血管的危险；常常难以彻底减压；以及潜在的引起性功能障碍的风险等。

（2）后路：可同时行神经根管减压及辅加后路内固定，但术中对马尾及神经根牵拉比较明显，术后有足下垂的危险；同时，后路植入双枚椎间融合器常需广泛切除包括棘突、双侧小关节、椎板在内的后部结构，破坏了后柱的稳定性，因而常需附加其他内固定，如椎弓根螺钉系统。

（3）经椎间孔入路：在保留后路手术优点的同时，由于仅需切除单侧小关节突及部分椎板，因而最大限度地保留了椎节尚存的稳定性，同时又能满足融合术的要求。但对于手术技巧要求较高。

# 第六节　腹腔镜技术在腰椎不稳症治疗中的应用

随着腹腔镜技术的提高、内固定器械植入技术的改进以及临床脊柱外科医生手术经验的丰富，近年来，腹腔镜开始应用于下腰椎疾患，尤其以前路椎间植骨融合术最为常用，其具有创伤小、出血少、恢复快、住院时间短等优点，但同时也存在潜在的并发症，比如血管损伤的危险性就比较大。

## 一、应用解剖

由于前方动脉、静脉及其分叉点、汇合点的覆盖，腰3、4及腰4、5椎间盘不能直接显露，必须将血管予以充分游离并牵开，才能观察到前纵韧带等椎前结构。其中腰3、4椎间隙主要受腹主动脉的阻挡，而在腰4、5椎间隙则受到动、静脉分叉点及汇合点的影响，后者显露最为困难，个别情况下即使已将血管充分游离，椎间盘亦得不到良好的显露。不过，大多数临床医生认为，采用左侧腹膜后进入的方式，术中注意保护大动脉并正确结扎节段动脉，应用腹腔镜技术行腰3、4，腰4、5椎间融合术并非难事。对于腰5骶1椎间隙的显露，则需要松解椎前血管，尤其是左髂总静脉的分离更是必不可少。骶正中动脉沿中线偏向左或右侧下行，骶正中静脉与之伴行，手术中应仔细辨认并结扎，以避免出血影响术野。

## 二、腹腔镜特点

作为微创技术应用于腰椎不稳的治疗，与传统的开放手术相比，腹腔镜技术存在以下方面的特点：

（1）全术程充气：整个手术过程中均需不断注入 $CO_2$ 气体，以保持视野清晰。

（2）内窥镜选择：有 0°镜和 30°镜两种可供选择，但前者更为常用，因其视野范围相对较大，且方向选择容易。

（3）体位：患者选用仰卧位，以便将小肠推离术野，避免肠道损伤。

（4）减少使用吸引器：术中尽量少用吸引器，以防气腹压力下降，影响视野清晰度。

### 三、手术方法

#### （一）经腹腔入路腹腔镜下腰椎融合术

**1. 术前准备**

术前通过阅读 X 线片、CT、MRI 等影像学资料，了解椎体大小、椎间隙高度、大血管位置等解剖情况，确定欲置入 Cage 的大致尺寸。此外，需要常规行肠道准备，清洁灌肠。

**2. 体位**

仰卧于可透视手术床，取头低脚高位，以利于肠道向膈肌方向移位。

**3. 手术步骤**

（1）建立腹腔镜通道：10mm 脐下缘腹腔镜入口通道；5mm 腹壁右下象限入口，该入口用于吸引器或牵开器进入；10mm 腹壁左下象限入口，可放置组织分离器，进行组织分离切除；10mm 耻骨上入口，在"C"形臂 X 线机的引导下平行确定病变的椎间隙。起初作为牵引和分离通道，以后可作为操作通道，需要的时候可扩大至 18mm。若为腰 4、5 椎间隙融合术，可另做一附加牵开通道。

（2）骶前分离神经、血管的处理：使用牵开器将乙状结肠牵向左侧，辨别输尿管和髂总血管。用 Kitner 解剖器探查确认骶骨岬。于 $L_5 \sim S_1$ 间隙提起腹膜，向后剪开，钝性分离并牵开骶前神经丛，分离、结扎骶正中动、静脉，使用血管钳处理出血点，此时忌用电刀、电凝操作，以免损伤骶前神经丛。

（3）置入工作套筒：术中根据"C"形臂 X 线机定位椎间盘中线位置，电凝标记清楚，将腹腔镜工作套筒放入并稳定于耻骨上切口内。工作套筒分为光滑的外部套筒和一个带有小凸起的内部套筒。将后者嵌插固定于腰椎椎体的终板。

（4）准备融合通道：距椎间盘中线 8～10mm 处，根据欲植入骨块或 Cage 的大小于两侧纤维环各开一小洞，然后使用 8mm 磨钻扩大，咬除椎间盘及上、下终板的软骨组织，置入撑开器，作成一前后方向的融合通道。

（5）植入骨块或 Cage：将两枚取自自体髂骨的骨块或装满松质骨的 Cage 分别置入融合通道。通过"C"形臂 X 线机观察骨块或 Cage 的位置。

（6）关闭切口：止血后缝合切开的腹膜，用可吸收缝线缝合筋膜及皮肤切口。

以上所述为腰 5、骶 1 椎间融合的过程，腰 4、5 椎间节段由于在解剖上较腰 5、骶 1 节段复杂，应将椎体中线左后方骨膜切开，并钝性分离主动脉，通常不需要解剖结扎节段血管，但要辨认并结扎斜行交叉于腰 4、5 椎间盘左侧、汇入下腔静脉的髂腰静脉。牵开腹主动脉与下腔静脉操作时要仔细、轻柔，以免损伤，此后的椎间融合过程与腰 5、骶 1 节段相同。

#### （二）经腹膜后内镜下腰椎融合术

主要用于腰 1～腰 4 节段病变者，一般自左侧入路达椎体前方及左前方。术中患者取右侧卧位，腰节段可采用胸 12 肋前缘 10mm 切口，腰 2 以下节段则采用腋中线上垂直于病变部位的切口。套管针直视下穿过三层腹肌达腰大肌，通过分离气囊充气扩张，建立腹腔镜操作空间。分别建立工作通道、腹腔镜通道和牵引通道。牵开腰大肌及主动脉、输尿管，暴露椎间盘侧面纤维环，切除椎间盘及部分椎体的终板，然后置入 Cage 或骨块。

# 第五章　腰椎炎性疾病

腰椎炎性疾病按致病因素可分为特异性炎症和非特异性炎症，前者包括腰椎结核、梅毒及布氏杆菌脊柱炎等，后者在临床上以腰椎化脓性脊柱炎和椎间盘炎多见。目前，随着人们对腰椎疾患的重视和抗生素的升级换代，化脓性脊柱炎目前已很少见，但由于脊柱感染有较高的致残率，其治疗过程复杂且预后欠佳，尤其是随着腰椎手术在基层医院的广泛开展，医源性的腰椎化脓性炎症时有发生，故目前备受临床医师的重视。

近年来，因结核菌株的变异、耐药菌株的增加以及人类对结核防治警惕性放松，脊柱结核的发病率有逐年上升的趋势，且具有发病隐蔽、耐药率高、致瘫率高等特点。此外，属全身系统性疾病范畴的强直性脊柱炎，其确切病因仍不明确，其在后期部分可发展为严重的脊柱畸形，甚至可能导致患者瘫痪等严重并发症，均应给予充分重视。

## 第一节　腰椎化脓性脊柱炎和椎间盘炎

腰椎感染一旦发生，引起的后果将十分严重，导致包括椎间盘、椎体、椎管甚或相邻节段组织的感染，甚至可因败血症或其他严重并发症而发生意外；如果感染扩散至后腹膜而继发化脓性腹膜炎等极易引起死亡，应引起高度重视。

根据起病部位不同可分为腰椎椎体化脓性骨髓炎、腰椎椎间盘炎，两者的病理及临床特点不尽相同，但其基本原则均为早期诊断、及时治疗，以防止并发症及避免转为慢性炎症。

### 一、腰椎椎体化脓性脊柱炎

#### （一）病因学

腰段脊柱化脓性感染多数可以找到其病因或原发病灶，但有一定比例患者是无法确定的。主要来自以下几个方面。

（1）血源性感染：全身某处病灶通过血液循环而抵达腰椎；此种形式最为多见，且病情也较严重。原发病灶包括有尿路感染、呼吸系统感染、口腔科感染、感染性心内膜炎、肠源性沙门菌感染等。

（2）局部蔓延：除椎旁部化脓性炎症（椎旁脓肿等）由外向内侵蚀达椎管外，亦可因腹腔内炎症或盆腔炎症通过椎旁静脉而达脊椎静脉丛（两者之间无瓣膜）或静脉窦形成感染。

（3）外伤：除火器性损伤多见外，平日交通、工矿意外事故等均可发生。致病菌有金黄色葡萄球菌（凝固酶性阳性最为多见），其他如溶血性链球菌、肺炎双球菌及白色葡萄球菌等亦可遇到。

（4）医源性感染：由于手术操作及穿刺检查时无菌观念不强等引起。随着腰椎手术大量、广泛开展，医源性感染有逐渐增加的趋势，其病情较为复杂，诊治困难、效果欠佳。

（5）全身性因素：糖尿病被认为是导致腰椎炎症的一个重要的危险因素。统计发现糖尿病患者的感染发生率是正常人群的 2 倍左右，原因在于糖尿病患者的免疫功能降低、糖尿病相关的血管病变、外周神经组织其或是软组织溃疡、菌血症等。同时，人类免疫缺陷病毒（HIV）与脊柱感染明确相关。Weinstein 等的一项研究显示，HIV 携带者或患者的脊柱感染率明显高于普通腰椎患者，发生率在 0.095% 左右，而病原体及感染种类因免疫功能降低的程度而不同，确诊病原体是治疗这类患者所必不可少的步骤。

### （二）病理

血源性感染，早期多起始于腰椎的近椎体终板处，原因在于椎体终板的末端终动脉供血，一旦细菌种植成功，感染可沿着血管或穿破终板侵犯至椎骨中心及椎间隙处，继而向多个椎节发展。椎间盘无血供，一旦受细菌感染，会迅速被细菌酶及炎性细胞分泌的蛋白酶溶解并扩散。外伤性者，则多沿入侵途径进入椎骨相应部位。由椎前脓肿侵蚀而来者，则多从椎体周边韧带-骨膜下骨质开始。

炎症致使椎体内压力升高，其可向附件处蔓延，包括椎弓根及棘突，横突偶尔可见。脓液亦可穿破骨皮质进入椎旁软组织内形成椎旁脓肿，再沿着椎前间隙继续向多个节段发展，继发腰椎不稳；如再穿过硬膜，则出现脑脊膜炎，其后果多十分严重。如其向前方发展穿破后腹膜，则易引起腹膜炎或盆腔炎，进一步增加治疗难度。

### （三）临床表现

感染途径、年龄、全身状态、菌种毒力、免疫力及其他不同因素中，其症状轻重差别较大，尤其是有免疫缺陷的患者往往症状较重，瘫痪率极高。

**1. 全身症状**

除一般炎症全身性反应外，血源性者多见于菌血症或败血症后，但因腰椎局部组织较深，患者可发生明显的高热、寒战、甚至昏迷等严重中毒症状，而局部症状并不严重；50% 左右的患者体温可达 40℃ 以上，持续 1～2 周。外伤性者全身症状多较轻。局部蔓延而来者视原发灶情况全身反应轻重不一，也可在不知不觉中发病。

**2. 局部症状**

血源性者早期局部体征与症状多不明显，如果全身反应剧烈则易掩盖局部症状，需详细询问病史，全面而仔细地检查方可发现。

（1）腰痛：超过 90% 的患者主诉有腰背部疼痛，尤以活动时为甚。单纯椎骨感染者较为局限，如伴有椎管内感染时（或反应性病变），则可出现向双下肢放射性根性痛或其他神经症状。低毒性病原体引起的隐匿感染临床上腰椎症状相对较轻。

（2）叩击痛：多于早期出现，无论是直接叩击病椎棘突处，或是纵向传导叩击均有较明显的疼痛。

（3）活动受限：亦为早期出现之症状，严重者甚至在一般站立、伸屈腰部等活动也感疼痛，且常伴有双侧椎旁肌痉挛，使腰椎处于保护性僵硬状态。

（4）其他：视感染途径、病程早晚、病变范围及机体反应等不同，有些患者尚可出现胃肠功能不适等各种症状。

### （四）影像学检查

（1）X 线检查：X 线表现因病程、感染途径及分型不同差异较大。腰椎感染在早期的 2～4 周内，骨质多无异常表现，但此时应注意椎旁阴影有无增宽，以除外椎旁炎症。随着病情的发展，椎间隙可出现变窄，继而影响上下椎节的终板，可显示椎体边缘有骨质疏松，如虫蚀状或斑点状，并向椎体中部发展，椎旁阴影可增宽。至第 2 个月末，骨质增生过程即逐渐开始，此时大多数病例显示椎旁阴影增宽。3 个月以后，骨质增生、坏死较为明显，显示椎体密度增加，椎间隙进展性变狭，椎旁可出现粗大的骨桥样骨赘，附件亦出现相似改变。病变范围多累及一节或数节椎骨。若病情转为慢性，椎节可完全骨性融合，一般多无死骨，但可有楔状或塌陷变形。

（2）CT 扫描：较普通 X 线平片早日发现病变，除可显示软组织形态外，能明确骨质破坏范围及程度。

（3）MRI 检查：较 X 线和 CT 检查更早发现本病，尤其是在炎症初期是较为理想的检查方式。炎症早期由于局部的充血、水肿等可引起 $T_1$ 值升高，可作为早期诊断的依据。此外，MRI 检查对神经组织显示更为清楚，能反映脓肿形态及是否对脊髓等结构形成压迫。目前，已普遍采用此项技术作为早期诊断的方法，并有利于早期治疗。

（4）放射性同位素：此项检查对早期病例具有敏感性，尤其是 $^{67}Ga$ 的作用更为理想，对有条件者，亦可酌情选用。同位素扫描可显示全身多个病灶，有助于病情判断及指导治疗，不足之处在于不易与多发的转移肿瘤鉴别，尤其是血源性全身多处脓肿与恶性肿瘤转移灶，鉴别更难。

### （五）活检技术

尽管目前的影像学检查可以提供较为准确的诊断依据，尤其是 MRI 检查，但是确诊仍然需要显微镜上和细菌学的证据。B 超或 CT 引导下经皮穿刺活检在世界范围内广泛应用，包括脊柱外科的感染，如临床常用的 Craig 穿刺针，可穿透骨皮质获得脊柱任何部位的病变组织。开放活检的指征：首先是闭合活检失败、手术治疗同时活检、闭合活检安全性差；其次是抗生素无法控制的感染。显然，开放活检较闭合活检而言，最大的优势在于其假阴性率明显降低，两者之比为 14%：30%（闭合活检）。闭合活检之所以假阴性率较高，原因往往在于仅采用抗生素的经验治疗，而不行一套系统的检查分析，包括开放活检。

### （六）临床分型

腰椎感染按起病急缓可分为急性型、亚急性型与慢性型三种类型。

（1）急性型：此型通常来源于血液途径播散。临床上随着抗生素应用的增加，急性型发病减少。起病急骤，有畏寒、寒颤及高热，体温可达40℃，毒血症症状明显，而局部症状相对较轻。腰背部剧痛，椎旁肌肉痉挛，并出现叩击痛。血白细胞计数明显升高，可达数万，中性粒细胞占80%以上，并有中毒颗粒，血培养可检出致病菌。高热可持续 2～4 周，如果感染侵犯椎管内可出现神经根受压、刺激症状甚至瘫痪。该类病例早期 X 线检查往往无异常发现。至少在一个月后才出现椎体内虫蚀样破坏，一旦出现 X 线征象后，骨质破坏迅速发展，椎体形状不对称，成楔形改变，密度浓白成硬化骨，并向邻近椎体蔓延，使椎间隙变窄，并可出现椎前脓肿，最后形成骨桥或椎体间骨性融合。CT 与 MRI 检查可以提前发现椎体内破坏灶与椎前脓肿。

（2）亚急性型：这类病例通常在近期内有过感染病史，在感染病灶控制后不久发生腰背痛及发热，体温一般不超过39℃，毒血症症状比较轻微，血白细胞计数增加和血沉加快。本病的病理变化发生在椎体的边缘，因此早期的 X 线检查往往没有阳性发现，X 线表现往往延迟到 1～2 个月后，表现为椎体边缘破坏和椎间隙变窄以及进行性骨硬化。这类病例的致病菌大都毒性比较低，或机体抵抗力比较强，因此整个病程表现为良性过程。

（3）慢性型：发病隐匿，发展较慢，往往在发病前有过腰椎的手术或局部操作病史，与低毒性病原菌感染及机会感染有关。患者多数有腰背部痛，没有神经根症状，体温不高，或仅有低热，状如结核，血白细胞计数不高，但血沉可增快。早期 X 线检查往往无阳性发现；随着病变发展，椎间隙进行性变窄，通常需半年之久。如果患者年龄较大，往往被诊断为转移性硬化性骨肿瘤。用抗生素后症状会改善，但会反复发作，甚至形成窦道，因此整个病程表现为慢性迁徙性病程。

**（七）诊断与鉴别诊断**

（1）急性型：病程急骤，有高热及毒血症症状，血培养往往可以检出致病菌。早期发现病灶有赖于同位素骨扫描，而 MRI 检查有助于早期诊断，可以表现出炎性异常信号和骨破坏。本病还必须与结核相鉴别，部分儿童椎体结核起病时亦可有高热，椎体破坏成楔形并有椎前脓肿形成。但结核性病变不会出现骨硬化表现，X 线表现进展亦相应缓慢。本病亦必须与有癌性发热的脊柱肿瘤相鉴别。本病大都局限于椎体，很少蔓延至附件；而脊柱肿瘤早期可侵犯椎弓根，可资鉴别。

（2）亚急性型：此类病史者往往与成人椎间盘型脊柱结核混淆不清，但骨硬化表现有助于诊断。本病与椎间隙感染难以鉴别，甚至有人认为本型便是椎间隙感染的一种类型。

（3）慢性型：与硬化性脊柱肿瘤混淆不清，特别是老年患者更难与前列腺癌骨转移鉴别。根据完整的椎弓根与进行性椎间隙变窄，诊断不难。由于影像学依据出现较迟，难以做出早期诊断，因此某些病例需做骨穿刺活组织检查。

**（八）治疗**

（1）抗生素治疗：早期使用足量、有效的抗生素，血培养可以帮助检出致病菌与选择合适的抗生素。在全身和局部症状控制后还需口服抗生素至少 4～6 周。

（2）制动：急性型大都为致病性较强的溶血性金黄色葡萄球菌所致，有很强的致椎体间骨性融合的倾向，一旦融合完全，很少有后遗症状。亚急性与慢性型致病菌毒性较低，以白色葡萄球菌或其他细菌为主，不容易产生骨性融合，以后很容易产生不稳定与反复急性发作。因此主张在起病后或诊断后卧床休息、减少负重。

（3）手术治疗：化脓性椎体骨髓炎以药物治疗为主，只有出现截瘫、明显椎前脓肿者及保守治疗无效或病程进行性加重者才做手术治疗。视病情的需要与患者的一般情况决定施行椎板减压术、病灶清除术、脓肿引流术及植骨融合术，必要时辅以内固定手术稳定脊柱。

**二、腰椎椎间盘炎（椎间隙感染）**

**（一）病因**

腰椎椎间盘炎的致病菌以金黄色葡萄球菌与白色葡萄球菌最为常见。细菌进入椎间隙的途径有三种。

（1）经手术器械的污染直接带入椎间隙：以往最常见的是椎间盘手术后感染，发生率为 0.1%～0.5%。近年来由于经皮穿刺椎间盘抽吸术、椎间盘雾化治疗、超声固化治疗和经内窥镜椎间盘切除术的盛行，一旦器械消毒不严格，亦可发生椎间隙感染。因此总的发病人数有所增加。

（2）经血液途径播散：血源性椎间隙感染一般见于年轻人，儿童则比较少见，以腰椎最多，占 80%，菌种多系革兰氏阴性菌。随着年龄的增大，来自邻近椎体穿透椎体终板进入髓核的血供逐渐减少，但从周围血管侧支循环仍可获得足够的血供。因此可以认为椎间盘感染来源与椎体感染来源相似。病原体可能系通过 Balson 脊椎静脉丛的反流侵入。有报道于导尿术后发病，并获得阳性血培养。

（3）局部感染蔓延所致：化脓性脊柱炎伴发多见，其他情况下较为少见。

**（二）病理**

椎间隙内变化为完全性坏死，椎间盘组织色泽改变成黄色，游离地存在于椎间隙内，极易取出。椎间盘内有脓液和炎性肉芽组织，软骨终板有腐蚀，至慢性阶段则为纤维组织所替代。邻近椎体有新骨或骨样组织形成，有骨小梁存在，骨小梁间充满成纤维组织。侵入椎体的病例则可见骨髓炎改变。

**（三）临床表现**

因手术污染所致的椎间隙感染起病或急骤，或缓慢。由溶血性金黄色葡萄球菌所致的感染往往起病急骤，多在手术后的第 2~3 天，患者体温突然升高，大多超过 38.5℃以上，严重感染者体温可骤升至 40℃。与此同时，手术腰部施术椎节疼痛加剧，多呈跳痛状，夜晚较剧，并有明显的神经根刺激症状，患者因剧烈疼痛而不敢翻身，轻微的震动都可以触发抽搐状疼痛而大叫。体征则有腰部肌肉痉挛与压痛、活动障碍，原有的神经根刺激体征都加重。而低毒性感染，如白色葡萄球菌感染则起病缓慢，全身症状与体征都比较轻些，病程趋向于慢性，血沉变化有助于判断。病程反复亦可向邻近椎体发展。血源性椎间隙感染一般见于年轻人，儿童少见，一般起病缓慢，有发热、食欲不振等症状，体征有压痛、腰部肌痉挛和活动障碍。经过卧床、抗生素治疗后症状可缓解，一旦活动过多或停止治疗后症状又加重。病程趋向慢性。在发热期白细胞计数增高，但血沉持续增快提示病变仍处于活动状态。

**（四）诊断**

椎间盘急性炎症多较易诊断，腰椎椎间盘术后突发高热、腰部剧痛、体温升高以及腰椎神经刺激症状，往往伴有腰椎手术局部软组织急性感染，X 线检查早期不易发现异常表现，MRI 可早期诊断，穿刺有助于诊断及找到病原菌。

椎间隙低毒性病原菌或机会致病菌感染发病缓慢、症状较轻，易与术后普通腰痛混淆，辅助检查同样 X 线不易发现异常改变，MRI 可发现部分早期改变，血沉增快可鉴别术后腰痛与感染，后者血沉持续增快多见。血源性椎间盘感染诊断更迟，最短的亦要 3 个月，最长的于发病后 18 个月才诊断，比化脓性椎体骨髓炎几乎迟了 3 倍。MRI 可以早期发现病变，在 MRI 上可见病变椎间隙的两个相应的椎体有对称性炎性异常阴影。

**（五）治疗**

（1）抗生素治疗：选用足量抗生素与全身支持疗法。在全身与局部症状消退后还需口服抗生素 4~6 周。

（2）局部引流：神经根刺激症状明显，难以忍受者，可行椎间盘穿刺抽吸，或置管引流，留送病原学检查，根据药敏结果使用抗生素。

（3）手术治疗：由于诊断往往迟延，特别是血源性椎间隙感染诊断不易，局部组织粘连明显，手术操作困难，并发症多，因此手术适用于已出现脊髓和神经根压迫症状，并有功能障碍的患者。手术方法根据病灶范围选择病灶清除或酌情辅以融合固定术，尤其是对部分慢性病例症状反复出现，出现了脊椎不稳定表现者，如一般情况良好，为减少并发症，可以做病灶清除术或脊柱融合术。

**（六）预后**

经过治疗后绝大部分病例病变局限于椎间盘内，另有少部分病例炎症扩展至邻近椎体。此与诊断和治疗是否及时有关，亦受患者全身情况的影响。出现脊髓损害者，预后受到影响，如引起截瘫的主要原因为炎性肉芽组织向后方侵入椎管，脊髓、神经损害机制为局部受压，则减压后恢复可能较大，如为炎症侵及硬膜和脊髓，出现脊髓血管感染性血栓形成，则预后不佳。部分椎间隙感染经治疗稳定后骨刺增生，终板硬化，后期可出现骨桥。除急性金黄色葡萄球菌感染外，一般很少有骨性融合。

# 第二节　腰椎结核

脊柱结核占全身骨与关节结核的 50% 左右，99% 发生在椎体，椎弓结核仅占 1% 左右。在整个脊柱中，腰椎活动度最大，腰椎结核发生率也最高，胸椎次之，颈椎更次之，至于骶尾椎结核则少见。

近年来，结核病的发病率有上升的趋势，在许多发达国家也是如此，与部分国家和地区环境污染的日趋严重、艾滋病的流行、肿瘤发病率的上升、免疫相关性疾病的诊断水平提高和器官移植的发展，使接受化疗、放疗和免疫抑制剂治疗的患者不断增加，以及结核菌种变异和耐药菌种的增加有关。再者结核病防治工作较以前有所松懈也是一重要原因。

## 一、脊柱结核的自然史

脊柱结核临床变化是多样的，随着病情的发展可出现持久不愈的窦道、脓肿及早晚期的神经功能障碍。有效的抗结核药物化疗可控制其发展进程；椎间盘破坏轻微、相邻间隙的椎体松质骨融合是脊柱结核治愈的标志。病情较重的患者，腰椎前柱、关节突关节可出现进展性破坏而导致脊柱的不稳，上位椎节旋转、下降甚至其椎体前方可与下位椎节椎体的上方接触，后凸角度可超过 60°，儿童患者即使是结核已经得到控制其畸形仍可持续发展。

结核导致脊柱畸形的进展与年龄、感染的节段以及病变的程度有关。主要可分为两个阶段：第一阶段，即活动期，在疾病的前 18 个月内，这个时期病变呈活动状态；第二阶段，即愈合期，这个时期病变呈逐渐愈合控制状态。

成人结核患者出现继发的脊柱畸形相对较少，在第一阶段其畸形程度进展较慢，在愈合期一般未见继续发展；在活动期内其畸形的角度多数<30°。然而，儿童脊柱结核患者的脊柱畸形发生率相对较高；在活动期发生脊柱塌陷的概率极高，即使发育停止畸形仍可能继续加重。儿童容易发生脊柱畸形的原因在于：结核破坏进行性加重；儿童脊柱的柔韧性较好；脊柱前柱生长板的破坏以及脊柱不同部位生理弧度变化的机械载荷力产生的致压作用。

## 二、病理改变及分类

### （一）病理改变

结核分枝杆菌，由于其抗酸稳定性，是人类的常见致病源。与其他骨与关节结核一样，脊柱结核多数是由肺部、胃肠道、泌尿生殖器和淋巴结等原发病灶传播而来。临床上仅 10%左右的脊柱结核患者可检测出活动的原发病灶。除了通过动脉传播外，通过 Batson 静脉丛传播亦占一定比例，腰椎结核更加多见。椎体结核病灶的发生大多为一处，少数患者的椎体病灶可有两处或多处。每处病灶之间有较正常的椎体或椎间盘组织分隔，对这类多处发生者可称之为"跳跃性病灶"。"跳跃性病灶"患者通过 X 线平片检查的检出率仅 5%左右，而 MRI 可检测出 15%左右的患者。由于脊柱的椎体为松质骨，其病理改变主要为组织坏死，增生反应不明显。在病变早期，坏死骨质与周围正常的骨质不容易区分。病变如未得到控制而继续发展，结核性脓肿可穿破椎体，侵犯椎间盘或椎体周围组织。结核性脓肿亦可对脊髓产生压迫，椎体和椎间盘组织遭到破坏后，则引发脊柱畸形，后期称之为 Pott's 病。

### （二）分类

85%～90%的腰椎结核患者脊柱前柱受影响，后柱相对较少。按照感染的解剖部位可分为椎体边缘型、椎体中心型、全椎节型、椎体前型及附件型五种。

（1）椎体边缘型结核：多见于成人及青年患者。结核菌通过骨骺动脉传播至椎体上下缘的两侧和前、后方。结核菌栓子先在椎体边缘产生病灶，早期 X 线可表现为椎间隙边缘的模糊不清。随着病灶的扩大可由此蔓延到椎间隙，并侵犯椎间盘组织，表现为椎间隙变窄。如果病变十分严重，相邻的两个椎体可形成塌陷、缺损，并逐渐形成患椎向后的成角畸形，且多伴发椎旁流注脓肿。因椎体后缘靠近椎管，因此后方病变容易造成脊髓或神经根的受压征。当然局部的结核性肉芽肿或干酪样物质也可侵入椎管直接压迫脊髓或硬膜囊。

（2）椎体中心型结核：此种类型结核多见于儿童和青少年，而在成人少见。细菌栓子来自血液循环，在椎体中部的松质骨内产生病变，而椎间盘却无任何改变，发展缓慢，局部症状出现较晚。椎体可破坏，椎体受压后则呈楔状。影像学上可显示为 Caives 病。

（3）全椎节型结核：多见于 10 岁以下的儿童，患儿往往有严重的营养缺乏。病变侵犯多个节段的椎节，包括椎体、椎间隙和椎体附件部分，病变也可进入两侧椎旁肌群，形成椎旁脓肿，如向后穿过椎管前方骨皮质，则就直接构成对脊髓的压迫而引起瘫痪。如果病情没有得到控制，后期往往有受侵椎节的塌陷、脊柱的严重畸形，直至后期的瘫痪。

（4）椎体前型（骨膜下型）结核：此型少见，多发生在椎体前缘，其病理改变也以骨质破坏为主，容易向四周软组织扩散。其病灶亦可原发于椎体边缘，也可因椎体外的结核病变所致。此型常无明显死骨形成。

（5）附件型结核：腰椎附件型结核少见，占 10%～15%，可发生在棘突、椎弓根和横突处，单纯的椎弓结核仅占 1%。虽然发生率较低，但不容忽视，因其涉及后期的诊断及有相对较高的神经障碍发生率。

## 三、病因学

（1）血路传播：结核杆菌从原发病灶进入血流时，形成大量的细菌栓子，其中绝大多数被机体的防御系统所消灭；少数未被消灭的结核杆菌组成了小的病灶，并被纤维组织包绕，病灶可呈静止状态。但当机体抵抗力减弱时，潜伏的病变可重新活跃，并迅速繁殖蔓延。纤维组织的包膜如被突破，大量结核杆菌再次进入血流，从血路播散到全身各处，同时造成多处活动性病灶。

（2）淋巴系统传播：胸腹腔的结核病灶可通过淋巴管将结核栓子传递到脊柱，并在椎骨内发展而形成脊柱结核。

（3）局部蔓延：由脊柱附近的组织，诸如胸膜、腹腔或颈部淋巴结等处病灶破溃后，坏死组腰椎伤病诊断与治疗织成为感染源而直接蔓延到椎体边缘，并从此处再侵及深部。

### 四、结核性脓肿

结核性脓肿为炎性渗出物和坏死组织所组成，因脓肿形成时间较长，无红、热、疼痛等急性炎症的特征，故称为"寒性脓肿"。其脓液一般较稀，含有大量结核性肉芽组织、干酪样物质、坏死的椎间盘及死骨。脓肿大都位于椎旁和软组织中，脓液一旦突破椎体骨膜及韧带后，则沿组织间隙可向远处形成脓肿。脓肿破溃则形成瘘管和窦道。当脓液积聚在椎体和椎节内达到足够大的压力后，则穿过被结核肉芽侵蚀的前纵韧带或椎旁韧带，流注至椎旁腰大肌内，形成一侧或两侧性腰大肌脓肿；后者较多见。上腰段可形成椎旁脓肿，脓肿能沿着腰大肌向下流注至股三角及股粗隆部；再沿股骨上端的后面向大腿外侧及膝部扩散。腰大肌深层的脓肿可刺激局部神经继而引起患侧髋关节屈曲挛缩，并向下流注到腰三角，形成腰三角脓肿，此时易与腰部疾患相混淆。

脓液继续增加时，其出路为：①脓液继续剥离椎体骨膜，不但病椎的骨膜被掀起，邻近椎体的骨膜也被掀起；不但一侧的椎体骨膜被掀起，椎体前方和对侧的骨膜也被掀起；最后形成一个广泛的椎旁脓肿。②脓液突破椎体骨膜，沿组织间隙向远方扩散，在较远的地方形成脓肿。因重力作用而向身体下方流窜，称为下坠性脓肿。脓液若向体外溃破，则形成流脓窦道。若向腹腔、尿路、盆腔、胃肠道等穿破则形成内瘘。内瘘的性质一般比较严重，治疗也较困难。

### 五、脊髓或神经受压

脊柱结核症状波及椎管、合并截瘫者占10%左右，主要为胸腰段以上病变，以颈椎结核产生脊髓压迫症的机会较多，颈椎结核瘫痪率为53.2%。产生脊髓、神经压迫症的原因：①脓肿直接压迫，脓肿内容物侵入椎管内直接压迫脊髓或马尾神经。②坏死物所致，包括死骨块或破坏的椎间盘组织等均可对脊髓、神经形成直接压迫。③畸形，患椎的病理性骨折脱位或成角畸形，亦为压迫脊髓及神经常见原因。④硬膜外的肉芽肿，肉芽肿本身、继发的纤维束带及蛛网膜下腔广泛粘连等均可对脊髓及神经造成压迫。⑤椎管因素，大量的脓液流入椎管内造成椎管相对狭窄，从而加重了致压程度。

### 六、脊柱畸形

椎体结核后期可造成脊柱后弯畸形，并对硬膜囊构成压迫，此称之为 Pott's 病；脊柱侧弯则相对少见。后弯畸形的原因如下。

（1）椎节压缩及楔形变：患椎椎体受损后塌陷，使相邻椎体的前缘靠拢，形成楔形变。患椎的椎间隙大多狭窄或消失。

（2）发育因素：在青少年期之前发病的患者，可因椎体的二次骨化中心遭到破坏而使椎体纵向生长障碍而加重畸形。

## 七、临床表现

**1. 全身症状**

早期症状不典型，一般为结核病的共性症状，包括：持续低热、盗汗、食欲不振及消瘦等。少数病例可发现同时存在肺、胸膜以及其他部位结核病变。儿童病例可出现夜啼及烦躁征等。

**2. 局部症状**

（1）疼痛：早期可出现程度不等的疼痛，多呈持续性钝痛，疲劳时加重，休息后减轻，但不会完全消失。病程长者，夜间也会疼痛。胸椎和腰椎结核可有局限腰背部或腰骶部的疼痛，也可因刺激神经根而引发远达部位之神经反射痛。应当注意的是，胸腰段病变的疼痛有时表现在腰骶部或腹股沟部。

（2）活动受限：由于结核渗出物的炎性刺激而引起腰椎附着肌群（主为腰大肌及髂腰肌）痉挛，以致伸屈活动受限，患者可处于强迫体位。腰椎结核的患者在站立或行走时，头与躯干向后倾斜，以减轻体重对患椎的压力，而拾物时需挺腰、屈膝、屈髋，即拾物试验阳性。

（3）畸形：由于相邻的椎体边缘破坏或椎体楔形压缩，腰椎的生理弧度发生改变，以向后成角畸形多见，侧凸畸形少见。由于腰椎原有生理性前凸，因此，发生结核病变时，其后凸多不显著。如病变严重时，在成角后凸的上下脊柱段常有代偿性前凸。儿童及青少年患者因发育因素可致畸形更加明显。

（4）叩击痛：直接叩击患椎棘突可引起疼痛，为避免增加患者痛苦，一般用轻轻叩击足跟或头顶诱发传导叩痛。

（5）寒性脓肿与窦道：视腰椎结核的部位不同而表现不同，可表现为椎旁腰大肌脓肿，亦可流注到股三角，应注意全身查体，以防遗漏。

**3. 脊髓或神经受压症状**

腰椎结核引起的神经症状并不多见，总体少于 3%，少数报道有 30% 的发生率。椎管内受压原因有：脓肿、肉芽肿、死骨以及椎间盘组织等致压；其发展较为隐匿，但随血管炎症发生影响脊髓血供或严重的脊柱移位致压临床上不难诊断，其他原因如椎管内肿瘤占位、畸形顶端的脊髓四周进展性纤维化等。

胸椎结核发生脊髓压迫症状者最常见，腰 2 以下较少发生，少数可有神经根刺激症状或马尾神经症状。当脊髓受压时，患者的病变平面以下部位之感觉、运动、腱反射及括约肌功能可有异常并逐渐加重。MRI 几乎已经替代脊髓造影技术，可准确显示马尾和圆锥受压的程度及原因。

## 八、辅助检查

### （一）实验室检查

（1）血、尿、便常规检查：白细胞总数可以正常，即使总数略高，但中性粒细胞一般不高，而淋巴细胞数升高，常伴有贫血。合并混合感染者，中性粒细胞数可升高。

（2）红细胞沉降率：绝大多数患者红细胞沉降率增高，其高低与病变活动程度相一致。血沉快，提示结核处于活动期。

（3）细菌学检查：脓肿穿刺液或瘘管分泌物进行涂片、细菌培养或动物接种等以检查抗酸杆菌。有咳痰者应进行痰液的抗酸杆菌检查。

（4）结核菌素试验：可作为一种诊断参考依据，但成人接种过卡介苗者大部分均是阳性，因此诊断帮助不大，但出现强阳性反应时，应予足够重视。

## （二）影像学检查

### 1. X线平片

清晰的 X 线平片不仅能确定病变性质，而且能显示其确切的位置、范围大小、有无死骨及寒性脓肿。亦可较清晰地显示出病理性骨折脱位的情况，并可估计病变的活动程度和治疗效果。

（1）方法与要求

正位片：主要观察椎骨骨质有无破坏、缺损及异常等；椎间隙是否狭窄、消失；有无椎旁阴影；附件影有无缺损。

侧位片：观察脊柱生理曲度有无改变；椎体、椎间隙及附件的破坏情况；有无病理性骨折脱位或成角畸形。

斜位片：可显示出附件的病变情况。

分层片：死骨块压迫椎管内容物时，在断层片上能较好地显示，必要时可选用。

（2）X 线征象

骨质破坏：边缘型主要为溶骨性破坏，如未合并感染或修复，骨质增生现象比较少见；骨质破坏开始于椎体边缘的相应处，破坏区边缘粗糙，比较局限；病变继续发展，则椎体及椎间盘可发生破坏。中心型（椎体型）在早期骨质破坏开始之前，仅表现为局限性骨质疏松，可呈磨砂玻璃样改变；若进一步发展，骨质破坏范围增大，则有圆状或不规则形的破坏区；渐而，随着病变加重，椎体呈楔形或扁平状改变。

椎间隙狭窄：当相邻两个椎体的软骨板及纤维环破坏后，髓核容易突入椎体并被破坏而导致椎间隙狭窄。

脊柱生理弧度改变：腰椎显示生理前凸消失或上下代偿性前凸增加，严重者也可发生后凸畸形。

寒性脓肿：表现为脊柱两旁有球形或梭形软组织阴影，腰大肌脓肿在 X 线上表现为一侧或两侧腰大肌模糊、饱满及增宽等。应注意观察寒性脓肿向附近组织与器官穿破及向远处流注的情况。

其他：病灶愈合过程中，病变较轻的腰椎结核可有椎体骨赘、骨桥形成及椎体融合等。

### 2. CT 检查

CT 扫描能显示出早期病变椎体破坏的程度、范围，椎旁脓肿的大小及脊髓神经受压的情况。CT 检查能避免结构重叠，可以准确地显示出 X 线平片上不易发现的病灶。并能通过密度变化区别结核性死骨与椎体破坏后的钙化灶，亦能对死骨进行确切的定位。

椎体甚至附件的微小病灶也能在 CT 上很好地显示。多采用横断面扫描，QT 平扫骨窗可显示椎体骨质破坏呈密度不均表现，其内可见片状高密度影，有时呈饼干屑样，并可显示骨质严重破坏导致椎体塌陷、后凸和椎管狭窄。腰椎结核的脓肿常出现于腰大肌周围，CT 平扫显示为密度略低的椎旁肿块，CT 值提示为液性密度，不均匀。增强后脓肿周缘有环状强化。CT 还可发现椎管内硬膜外的脓肿，增强 CT 显示更清楚。CT 三维重建则更有利于判断骨性结构破坏范围及程度。

**3．MRI 检查**

磁共振能较清晰地显示椎管内的脊髓、神经根及血管等组织受累的情况，尤其是对早期病变的诊断阳性率较高。

（1）多节段：椎体或/和附件的骨质破坏多累及 2 个以上的椎节，$T_1$ 加权为低信号，$T_2$ 加权为高信号。

（2）椎间隙狭窄：椎间隙破坏变窄，$T_1$ 加权和 $T_2$ 加权均表现为较低信号。

（3）椎旁脓肿：当各椎旁寒性脓肿形成时，$T_1$ 加权为等信号，与肌肉相似，$T_2$ 加权则为高信号。

（4）Gd-DTPA 增强：显示受累椎体、椎间盘及寒性脓肿的周边有异常对比增强。

**4．超声波检查**

B 超可帮助确定腰大肌寒性脓肿的性质及大致范围。尤其是腰部组织较深，体检无法触及的寒性脓肿。在超声波引导下，还可行寒性脓肿的穿刺针吸活检术。

**5．同位素检查**

在病变活动期时，静脉注射 $^{99m}$Tc 标记的亚甲基二磷酸盐使患椎的药物浓集。近年来已应用 γ 照相机进行骨静态显像，这是一种能使靶物（放射性核素）一次成像，显示和拍摄放射性核素或放射性药物在骨内分布的图像，可以早期发现骨的异常改变，对早期诊断不清和病变复发者，可进行此项检查。

## 九、诊断和鉴别诊断

**1．诊断**

（1）结核病史：除了解患者本人的全部情况外，还应询问其家庭及其接触人群中有无发病者。

（2）全身症状：以低热及全身轻度中毒症状为主，多显示面颊潮红、轻度营养不良及贫血等。马尾受压或神经根受刺激大小便障碍、下肢放射痛等感觉运动障碍。

（3）局部症状：患椎有压痛及触痛，腰椎的椎体位置较深，压痛不明显，但有传导叩击痛。

（4）X 线平片、CT 及 MRI：对本症的诊断和病情的判定有着重要作用。CT 及 MRI 可先于 X 线平片发现病灶，视病情可及早做 CT 或 MRI 检查。

（5）血液、细菌学与病理学检查：淋巴细胞相对增加、红细胞沉降率升高是血液检查重要的参考指标。对浅在的脓肿可予以穿刺、抽脓行细菌学检查。腰椎腰大肌周围深部寒性脓肿可在 CT 或 B 超引导下穿刺、抽脓行细菌学和病理学检查。

**2．鉴别诊断**

（1）强直性脊柱炎：多见于男性青年，40 岁以上发病者少见。早期时疼痛局限于骶髂关节及髋关节，以后逐渐沿腰椎向胸、颈部发展，可累及整个脊柱，使脊柱僵硬、强直及固定。症状严重者可有发热、胃纳差、消瘦及呼吸幅度减少。X 线片具有特征性改变，骶髂关节面模糊，髂骨侧关节面有小囊状骨质破坏，关节间隙变窄、硬化。脊柱骨质疏松，椎体间有骨桥形成，椎旁韧带钙化，呈"竹节样脊柱"。组织相容抗原 HLA-B27 阳性。

（2）椎间盘突出症：椎体后缘结核早期可侵犯椎间盘而产生神经根刺激症状。椎间盘突出症患者一般多伴有扭伤史，无发热等全身症状，X 线片上无椎体边缘破坏，血沉正常。MRI 检查有助于鉴别诊断。

（3）脊柱肿瘤：转移性肿瘤见于老年人，发病快，腰痛重，夜间加剧，全身情况较差，消瘦明显。X 线片可发现椎体破坏，一般肿瘤不侵犯椎间盘，椎间隙可正常，无寒性脓肿及死骨，患椎易发生病理性骨折。碱性磷酸酶可升高。但是，近年来，由于结核菌种的变异以及其他原因，临床上曾遇多个患者其临床征象以及辅助检查（包括 MRI 检查）上无法明确分别脊柱结核或肿瘤，仅在术中或术后病理诊断上明确，应引起注意。

（4）嗜酸性肉芽肿：早期可出现患椎处疼痛。X 线片呈单一椎体被压缩变扁。不侵犯椎间盘，椎旁无脓肿阴影。血嗜酸性粒细胞计数升高。

（5）化脓性脊柱炎：急性患者发病急，进展快；全身症状明显，大多伴有高烧、腰背疼痛剧烈及局部明显压痛。早期血培养可为阳性。穿刺活检可明确诊断。X 线片在早期可见椎间隙狭窄，之后椎体硬化，椎体边缘增生及相邻椎体融合。

（6）退行性脊柱炎：多见于中年以后，表现为腰背痛。有的患者合并有神经根刺激症状，疼痛可扩散到肢体。全身状况尚好。X 线片可见椎间隙狭窄，椎体边缘骨质增生，但无骨质破坏及脓肿形成。

（7）先天性融合椎：患者可有颈部、腰背部不适及轻度疼痛。X 线片上见相邻椎体融合，但融合椎体的骨小梁清晰，棘突也多伴有融合畸形。

（8）腰椎布氏菌病：在结核多发区域布氏菌病亦多发；临床上表现为波浪热，椎体很少破坏，但有明显的新骨形成即使是疾病活动期，明显的骨硬化现象，布氏杆菌抗原检测有助于确诊。

## 十、腰椎结核的治疗

腰椎结核的治疗应像其他部位结核病变一样，遵循结核病治疗的基本原则，并按照加强营养、休息与制动、使用抗结核类药物、手术疗法与康复疗法的顺序进行治疗。

### （一）非手术疗法

**1. 一般疗法**

（1）加强营养：给患者提供足够的高蛋白质、高糖和高维生素（B 族维生素和维生素 C）饮食。可酌情服用中药阳和汤等方剂，以改善患者的症状，增加食欲，增强抵抗力。

（2）呼吸新鲜空气：患者多伴有肺结核等原发灶，故患者的住房应有足够阳光照射，并保持空气流通。病情轻的患者可适当参加户外活动。

（3）处理原发病灶：采取多种方法治疗原发结核病灶，尤其是肺结核，使之得到有效的控制。

（4）其他：增强患者对长期治疗的信心，积极配合治疗。

**2. 全身与病变局部制动**

（1）卧床休息：在病变活动期应强调卧床休息以减少体力的消耗，并有利于健康状况的改善，也可避免脊髓及神经根受压程度的加重。但过多地卧床会增加患者的思想负担，影响食欲。因此，采取动静结合的治疗原则可能更优于以往的严格制动。

（2）保护性支架：腰围和躯干支架适用于病变已趋稳定或融合术后手术局部尚未牢固愈合者。

（3）牵引固定：腰部结核则采用骨盆牵引。牵引能使腰部处于相对固定状态，使腰背肌肉松弛，并能减轻腰椎棘旁肌肉等软组织水肿、充血及渗出反应等。在牵引的同时再进行系统与合理的抗结核药物进行治疗，疗效一般较好。牵引重量与普通骨盆牵引相近，伴有骨质破坏的或明显的脊柱畸形可不牵引。

**3．药物疗法**

（1）链霉素：作用快速，在结核病的治疗，尤其在合并感染者或手术过程中常选用。用量：成人每日 1g，分 2 次肌内注射，60g 为一疗程，如有必要可在 2～3 个月后重复使用。病情稳定后减量使用，隔日 1g 或每周 2g（分 2 次）。小儿每日 15～25mg/kg，用于手术的病例。原则上总量的 1/3 剂量用于术前准备，2/3 剂量用于术中及术后，常见的副作用是听神经损害，即使停药，神经性耳聋也难以恢复。

（2）异烟肼：又称雷米封，为临床上常用的抗结核药物，其疗效好，毒性低、价廉、副作用小。用量：成人每日 300mg，分 3 次口服。小儿每日 10～20mg/kg。在不能口服时，也可肌内注射或静脉使用。用药后如果产生多发性神经炎和精神症状，应及时停药，加用维生素 $B_6$ 有预防作用。

（3）利福平：此药不仅对结核杆菌有较强的杀菌作用，而且对革兰氏阳性菌及革兰氏阴性菌均有较强的作用。用量：成人每日 450mg，女性剂量可略减，清晨一次口服。小儿每日 10～20 mg/kg，空腹一次顿服。6～18 个月为一个疗程。利福平耐受性好，吸收完全，毒性低。副作用为肝脏损害，用药后应定期复查肝功能。肝功能明显损害及胆道阻塞性黄疸者禁用。

（4）乙胺丁醇：本药对结核菌有明显抑制作用，可弥散到各组织和红细胞内。若与利福平合用则可增强对耐药菌株的作用。用量：成人每日 15～25mg/kg，一次顿服，以保持血清的浓度。病程初期和后期的用量可酌减。小儿每日 15mg/kg。本药偶可引起视力减退或丧失，故原有视神经疾病的患者要慎用。

（5）其他药物：包括卡那霉素、对氨柳酸、环丝氨酸、乙硫异烟胺等均可视为二线药物，当细菌对前几类药物产生耐药时酌情选用。

用药注意事项：①及早用药，一旦确诊，即开始用药。②联合用药，2 种或 3 种药物同时使用，以增强疗效、降低毒性、缩短病程。一般情况下，可使用异烟肼和利福平，或者异烟肼加链霉素。重症者以异烟肼加链霉素加利福平加乙胺丁醇的疗法最佳。③药量足、维持久，初治者可选用 2～3 种药，量应足够大，连续用药。2～3 个月后，病情改善则酌情减药、减量。6 个月后，待病情稳定，可单独使用一种药，维持 1～2 年。

**（二）手术治疗**

大多数腰椎结核患者抗结核治疗有效，在无明确手术指征的情况下首先考虑保守抗结核治疗；在非发达国家医疗条件比较落后、手术设备较为缺乏的情况下保守的抗结核药物治疗仍然是首选的方法。当然，随着现代医疗技术水平的提高，在严格掌握手术指征的前提下，手术治疗亦是一种较好的选择，尤其是腰椎结核伴有明显的神经或圆锥受压症状，因及时彻底地清除结核病灶，可以大大缩短疗程，预防畸形、截瘫的发生并大大提高治愈率和减少治愈周期。

**1．适应证**

（1）出现明显的圆锥受压或马尾综合征患者，应尽早行病灶清除及减压术，以求促进神经功能的恢复。

（2）腰椎旁有明显的结核寒性脓肿，保守治疗无法吸收消失。

（3）病灶内死骨及空洞形成、窦道经久不愈。

（4）局部病灶稳定，全身状况允可。

（5）腰椎结核进展性发展，抗结核治疗无效，血沉持续偏高并有椎节不稳，需行病灶清除局限感染范围，二期行病椎植骨融合术。

（6）腰椎有明显后凸畸形，影响外观及功能者，亦需矫形。

**2．禁忌证**

（1）危重病例：指患有严重器质性疾病，体质虚弱，难以忍受麻醉及手术的患者，如冠心病、房室传导阻滞、肝硬化、肾功能不全、出血性疾患、严重糖尿病等。

（2）其他部位活动期：主要指伴有肺部等部位活动性结核病灶未能被控制者。

（3）其他：如幼儿或病情较轻者均不宜施术。

**3．术前准备**

除常规术前准备外，术前结核控制也很重要，一般需要正规抗结核药物治疗 2 周或更长，使病变相对稳定，体温、血沉接近正常才行手术。对全身状况较差者应加强营养，尽量纠正贫血和低蛋白血症等。必要时输血、人体白蛋白等。腰椎结核有脱位发生和出现严重畸形的患者术前必要时做牵引治疗，使脱位整复，纠正畸形，术前还需制好前后石膏床；对于畸形角度和可能矫正的角度术前应有充分的准备。

**4．手术方法**

手术治疗可以引流脓液、清除死骨和病变的椎间盘，脊髓减压或稳定脊柱，防止和纠正畸形。视病情不同而酌情选择病灶清除术或椎节融合术。近年来临床及基础研究发现，对于部分病变范围广、术前术后脊柱稳定性差的患者在手术植骨融合同时给予适当的脊柱内固定取得良好的稳定效果，减少患者的卧床时间，并且因结核菌本身的特性，结核菌并非因内植物而明显扩散。故脊柱结核手术选择合适的内植物稳定脊柱并非禁忌，注意内植物尽可能避开病椎。

（1）前路病灶清除、植骨融合术

适应证：①已出现脊髓压迫症状者；②寒性脓肿较大难以吸收者；③X 线上显示有较大的死骨与空洞形成者，以及伴有窦道和长期流脓不愈者。

胸腰段椎体结核病灶清除术：患者侧卧位，患侧在上。气管内插管全身麻醉，切口相当于肾切口或胸腹联合切口，适用于胸 11～腰 2 的病变。成人切口长 25～30cm，切口上端比患椎高一个椎节，切口的下部需切开腹肌及肾脂肪囊。腰大肌脓肿和椎旁脓肿可同时存在，也可单独存在。在处理腰椎病灶时，要妥善保护或避开腰椎椎体侧面的腰动、静脉。先清除同侧病变，之后再将对侧脓肿和死骨刮除。对操作困难者，可在对侧另做切口，对个别病例也可在术后 4 周行对侧病灶清除术。术中亦可酌情同时予以椎体间植骨术及内固定术。

腰椎结核病灶清除术：适用于腰 2～5 椎体结核。采用全麻或持续硬膜外麻醉。患者仰卧，腰下部垫枕。做下腹部斜切口，自第 12 肋末端与耻骨结节连线做长 15～20cm 斜行切口，切开皮肤、皮下组织及肌层，达腹膜外方。将腹膜及肠管推向中线，显露出腰大肌、输尿管、椎体外缘及血管。沿腰大肌方向先行穿刺证实后，即将脓肿壁切开一小口，吸出脓液，再扩大切开脓腔壁。用刮匙刮除脓腔的肉芽组织、干酪样物及坏死组织等。窦道口多在脓腔上端的椎间孔处，用刮匙扩大窦道口以暴露出病变的椎体，并彻底清除椎体内之死骨、肉芽组织及病变的椎间盘组织。病灶清除彻底、椎节不稳者可酌情选择椎间自体骨植骨及内固定术。

腰骶段椎体结核病灶清除术：一般采用右侧下腹部斜行切口经腹膜外途径较为安全。如估计腹膜粘连明显，也可经腹腔途径清除病灶，但有引起腹腔感染、肠粘连及肠梗阻的可能，故非不得已，一般不用此法。

对两侧腰大肌脓肿并破坏严重，死骨多的腰 3～5 或腰骶结核，可行一次双侧会师病灶清除术，疗程可缩短。处理多个脊柱结核病灶时，以先上后下为原则，优先处理引起截瘫的病灶。同时存在轻重不等的病灶，可先清除重者，再处理病变轻者，并酌情选择植骨或内固定术。基本要求是：充分减压与椎节稳定两者兼顾。

为防止复发，在彻底清除病灶的基础上，用含庆大霉素的大量等渗氯化钠液或过氧化氢（双氧水）反复冲洗病灶。拭干后，病椎处填入 4～6 块吸收性明胶海绵，其上留置异烟肼 200mg 及链霉素粉剂 1g。病灶处放负压引流，72 小时后拔除。

（2）后路融合术

适应证：①结核病变稳定，不需要做病灶清除术者。②病情较重不允许做前路病灶清除术者，可先行后路植骨以求获得脊柱的稳定性，之后再择机进行病灶清除术。③估计病灶清除术后脊椎的稳定性受到破坏，可先行后路植骨融合，并酌情附加椎弓根内固定术（避开病椎）；然后再从前路清除病灶（病情基本稳定后）。④前路植骨术后融合不良或失败者。

手术步骤：多采用全麻，患者俯卧位或侧卧位。术前或术中以患椎为中心，做后正中纵切口，显露出棘突和椎板，应包括患椎及其上、下各一健椎。用骨膜剥离器将此 3 个椎板、棘突表面附着的肌肉、韧带进行分离，凿开骨皮质，使之呈粗糙的鳞状表面。之后取自体髂骨，作成火柴棒样骨条，植入椎板与棘突的两侧。植入的骨块要充足。可辅以内固定以加强稳定的效果。

（3）联合手术：对病情复杂，病灶范围广泛，椎节破坏严重，且伴有椎管致压征者，可在全身麻醉及输血保障下，一次同时施以前路＋后路，或后路＋侧路，或侧路＋前路同时并进行病灶清除、椎管减压及椎节融合术。但术前应对患者全身情况认真考虑，以防意外。

**5．手术后处理**

（1）卧床休息：术后卧硬床休息。卧床时间 6 个月，起床后需佩戴支具保护。如附加内固定者可酌情早日翻身及下床活动。

（2）护理与饮食：根据结核病灶对腰椎稳定性的影响，病灶清除后有无稳定性下降及其手术植骨融合、内固定的可靠性，决定术后制动及护理。饮食则应当有营养和易消化，前路手术者以内脏器官功能恢复为先决条件。

（3）使用抗生素：术后 1 周内使用抗生素控制感染。抗结核药物应继续使用 12～18 个月。外科治疗辅以系统的药物治疗是远期疗效的保证。脊椎结核术后复发与截瘫减压术后恢复不佳者，多与短期、无规律、单一用药有关，应注意避免。

## 十一、脊柱结核的治愈标准

（1）术后病例，经药物治疗一年半以上，全身情况良好，无发热，食欲正常及局部无疼痛。

（2）血沉在正常范围。

（3）X 线片显示病变椎体已骨性愈合，植入骨块生长良好；病变区轮廓清除，无异常阴影。

（4）恢复正常活动和轻体力工作 3～6 月后无症状复发。

## 十二、预后

经使用足量抗结核药物和进行病灶清除术等各种手术，脊柱结核治愈率明显提高，据国内统计治愈率在 90%以上，症状复发及恶化者不足 6%。

# 第三节　强直性脊柱炎

强直性脊柱炎（Ankylosing Spondylitis，AS）是一种主要侵犯脊柱，并累及骶髂关节和周围关节的慢性进行性炎性疾病。本病又名 Marie-strümpell 病、Von Bechterew 病、类风湿性脊柱炎、类风湿中心型等，现称 AS。由于本病也可侵犯外周关节，并在临床、影像学和病理方面与 RA 相似。既往将其列为类风湿性脊柱炎的一型，甚至将其视为同一疾患。但近年的研究，已明确本病是另一独立的慢性关节炎，有其特殊的血清学特征。鉴于 AS 患者不具有 IgM 类风湿因子（血清阴性）以及它在临床和病理方面与 RA 明显不同，1963 年美国风湿病学会（ARA）决定将两病分开，以强直性脊柱炎代替类风湿性脊柱炎。本病发好于男青年，病变可累及整个脊柱，一般多先从腰骶部开始，颈部症状相对为轻，但亦有症状很快即发展至颈部，并引起严重的屈颈畸形而使正常活动受限，严重者可影响步行及日常生活起居，以致不得不行矫形手术。该疾病是一种系统性疾患，它还可伴有关节外的表现，包括：虹膜睫状体炎、主动脉炎、心传导异常、蛛网膜炎、马尾神经综合征等。文献报道还与溃疡性结肠炎、局灶性肠炎、银屑病、多发性硬化症有关系。

本病在不同地区不同种族的发病率由于调查时期及所用标准不同有很大差异。1949 年 West 估计本病在一般人群中的发病率为 0.05%，男女比例为 10∶1；国内广东汕大医学院 1987 年调查 10647 人患病率为 0.197%，与国际抗风湿病联盟合作调查，确定我国 AS 的发病率为 0.3%。

## 一、病因学

AS 的病因目前尚未完全阐明，近年来分子模拟学说从不同角度全面地解释了发病的各个环节。流行病学调查结合免疫遗传研究发现 HLA-B27 在强直性脊柱炎患者中的阳性率高达 90%以上。证明该病与遗传有关，除此之外，一般认为与感染、免疫、环境因素等有关。

（1）遗传：遗传因素在 AS 的发病中具有重要作用。据流行病学调查，AS 患者 HLA-B27 阳性率高达 90%～96%，而普通人群 HLA-B27 阳性率仅 4%～9%；HLA-B27 阳性者 AS 发病率为 10%～20%，而普通人群发病率为 0.1%～0.2%，相差 100 倍。有报道，AS 一级亲属患 AS 的危险性比一般人高出 20～40 倍，国内调查 AS 一级亲属患病率为 24.2%，比正常人群高出 120 倍。这些均说明 HLA-B27 在 AS 发病中是一个重要的因素。但是应当看到，一方面 HLA-B27 阳性者并不全部都发生 AS，另一方面有 5%～20%AS 患者检测呈阴性，提示除遗传因素外，还有其他因素影响 AS 的发病，因此，HLA-B27 在 AS 表达中是一个重要的遗传因素，但并不是影响本病的唯一因素。有几种假设可以解释 HA-B27 与脊柱关节病的关系：①HLA-B27 充当一种感染因子的受体部位。②HLA-B27 是免疫应答基因的标志物，决定对环境激发因素的易感性。③HLA-B27 可与外来抗原交叉反应，从而诱导产生对外来抗原的耐受性。④HLA-B27增强中性白细胞活动性。

借助单克隆抗体、细胞毒性淋巴细胞、免疫电泳及限制片段长度多态性，目前已确定HLA-B27有7种或8种亚型。HLA-B27阳性的健康者与脊柱疾病患者可能有遗传差别，例如，所有HLA-B27个体都有一个恒定的HLA-B27M1抗原决定簇，针对此抗原决定簇的抗体可与HLA-B27交叉反应。多数HLA-B27分子还有M2抗原决定簇。HLA-B27M2阴性分子似乎比其他HLA-B27亚型与AS有更强的联系，尤其是亚洲人，而HLA-B27M2阳性亚型可能对Reiter综合征的易感性增强。现已证明，HLA-B27M1与M2两种抗原决定簇和致关节炎因子如克雷伯菌、志贺杆菌和那尔森菌能发生交叉反应。反应低下者似乎多表现为AS，反应增强者则发展为反应性关节炎或Reiter综合征。

（2）感染：近年来研究提示AS发病率可能与感染有关。发现AS患者在AS活动期中肠道肺炎克雷伯杆菌的携带率及血清中针对该菌的IgA型抗体滴度均较对照组高，且与病情活动呈正相关。有人提出克雷伯杆菌属与HLA-B27可能有抗原残基间交叉反应或有共同结构，如HLA-B27宿主抗原（残基72~77）与肺炎克雷伯杆菌（残基188~193）共有同源性氨基酸序列，其他革兰氏阴性菌是否具有同样序列则不清楚。免疫化学分析发现，HLA-B27阳性Reiter综合征患者50%血清中有抗体与这种合成的肽序列结合，HLA-B27阳性AS患者有29%，而对照组仅5%。根据统计，83%男性AS患者合并前列腺炎，有的学者发现6%溃疡性结肠炎合并AS，其他报道也证实，AS的患者中溃疡性结肠炎和局限性肠炎发生率较普通人群高许多，故推测AS可能与感染有关。

（3）自身免疫：有人发现60%AS患者血清补体水平增高，大部分病例有IgA型类风湿因子，血清C4和IgA水平显著增高，血清中有循环免疫复合物，但抗原性质未确定。以上现象提示，免疫机制参与本病的发病。创伤、内分泌、代谢障碍和变态反应等亦被疑为发病因素。

总之，目前本病病因未明，尚无一种学说能完满解释AS的全部表现，很可能在遗传因素的基础上受环境因素（包括感染）等多方面因素的影响而致病。

## 二、病理改变

本病的病变部位主要集中在韧带和骨骼的附丽处，因此又有"附丽病"之称。病变呈现非特异性局灶性炎症，并逐渐侵及附近的骨皮质。全身除大粗隆、髌骨、髂嵴等处多见外，在脊柱上主要从椎间盘边缘及相应的纤维环处开始。在病变侵蚀的同时，修复过程也随之开始，生成的新骨取代韧带边缘的附丽处，最后形成上、下椎体边缘相连接的韧带骨赘，以致脊柱出现"竹节样"强直。其范围大多从双侧骶髂关节开始，上升至胸椎段及下颈段，而上颈段则少有累及。

本病关节内滑膜的病理改变与类风湿性关节炎者相似，呈进行性炎症改变。但滑膜肉芽组织对关节软骨和骨质的侵蚀较后者为轻，且进展较慢。因此，当关节周围的韧带及关节囊已完全骨化，其关节内病变仍在不断发展，由来自骨髓腔的血管及从滑膜长出的血管翳向两侧软骨侵蚀破坏，渐而周边部新骨侵入、钙盐沉积，而使该关节完全骨性强直。椎体间关节及后方的小关节基本上均按此进程演变。与脊柱相关的胸骨柄体关节、耻骨联合及肋椎关节等均可出现相似骨化过程。此种骨化的韧带较脆，完全骨化后的椎节亦易折断，因此应注意避免外伤。

## 三、症状和体征

（1）年龄：以18~28岁的青年人为多，占60%~70%。其中90%的病例分布于15~40岁之间；病情发展至颈部者，大多在 35 岁之后的年龄组。

（2）僵硬感：于本病早期韧带尚未骨化时开始，患者即主诉腰椎呈僵硬状，尤以晨起后为甚，需进行活动后稍缓解，但久坐后又恢复原状，自觉生活、行动均十分不便，并明显影响日常工作。

（3）呼吸困难：当病变侵及肋椎关节时，除觉胸痛外，常主诉呼吸不畅及扩胸受限，尤以平卧后为甚，渐而完全依靠腹式呼吸。

（4）驼背及屈颈畸形：由于脊柱周围屈肌力量较强，随着病变进展，脊柱迅速即被固定于前屈位，呈现圆形后凸状畸形。如病变波及颈胸段时，则人体形成弓状外观，患者两眼难以平视，仅可看到足下或较近距离，尤其是合并颈椎强直畸形者，其屈颈低头畸形更为明显。

（5）屈髋及髋关节强直畸形：当髋关节受累，早期表现疼痛，渐而呈现屈曲畸形，且因痛而难以伸直，尤以睡眠时。渐而随着韧带骨化，使髋关节成为重度强直状被固定于屈曲、内收位。

（6）其他：伴有一般骨关节炎症状。视受累部位不同而出现相应改变，其中20%的病例侵犯周围关节。

### 四、实验室检查

（1）红细胞沉降率：80%的病例可出现血沉增快，尤其是活动期，可达 40mm/h 以上。

（2）血清碱性磷酸酶：大多增高，可超过正常人的 1 倍。

（3）关节液检查：可发现单核细胞明显增多。

（4）血清 HLA-B27 检查绝大多数为阳性。

（5）其他：如抗链球菌溶血素 O 试验，10%病例为阳性；尿中 17-酮固醇含量升高，一般多较明显。

### 五、影像学检查

#### 1. X 线检查

（1）骶髂关节改变：这是诊断本病的主要依据。可以这样说，一张正常的骶髂关节 X 线片几乎可以排除本病的诊断。早期骶髂关节的 X 线片改变比腰椎更具有特点，更容易识别。一般地说，骶髂关节可有三期改变：早期，关节边缘模糊，并稍致密，关节间隙加宽；中期，关节间隙狭窄，关节边缘骨质腐蚀与致密增生交错，呈锯齿状；晚期，关节间隙消失，骨小梁通过，呈骨性融合。

（2）脊柱改变：病变发展到中、晚期可见到：①韧带骨赘（椎间盘纤维环骨化）的形成，甚至呈竹节状脊柱融合。②方形椎。③普遍骨质疏松。④关节突关节的腐蚀，狭窄，骨性强直。⑤椎旁韧带骨化，以黄韧带、棘间韧带和椎间纤维环的骨化最常见（晚期呈竹节样脊柱）。⑥脊柱畸形，包括腰椎和颈椎前凸消失或后凸；胸椎生理性后凸加大，驼背畸形多发生在腰段和下胸段。⑦椎间盘、椎弓和椎体的疲劳性骨折和寰枢椎半脱位。

（3）髋膝关节改变：髋关节受累常为双侧，早期骨质疏松，闭孔缩小和关节囊膨胀；中期可见关节间隙狭窄，关节边缘囊性改变或髋臼外缘和股骨头边缘骨质增生（韧带骨赘）；晚期见关节间隙消失，骨小梁通过，关节呈骨性强直。

（4）肌腱附着点的改变：多为双侧性，早期骨质浸润致密和表面腐蚀，晚期可见韧带骨赘形成（骨质疏松、边缘不整）。

原发性 AS 和继发于炎性肠病、Reiter 综合征、银屑病关节炎等伴发的脊柱炎，X 线表现类似，但后者为非对称性骶髂关节炎伴脊柱不规则的跳跃性病变表现，可资鉴别。

脊柱外关节的 X 线表现有：肩关节也可有骨质疏松，轻度侵蚀性破坏病变，关节间隙变窄，关节面破坏，最后呈骨性强直。在韧带、肌腱、滑囊附着处可出现骨炎和骨膜炎，最多见于跟骨、坐骨结节、髂骨嵴等。其他周围关节亦可发生类似的 X 线变化。

早期 X 线检查阴性时，可行放射线核素扫描，计算机断层和核磁共振检查，以发现早期对称性骶髂关节病变。但必须指出，一般简便的后前位 X 线片足可诊断本病。

**2. CT 和 MRI 检查**

X 线平片对 Ⅱ 级以上的典型骶髂关节炎诊断较易，但对 Ⅱ 级和 Ⅱ 级以下的早期骶髂关节炎，诊断比较困难，容易漏诊。骶髂关节 CT 扫描或磁共振成像（MRI）可提高敏感性，早期发现骶髂关节病变。CT 能较满意显示骶髂关节间隙及关节面骨质，发现 X 线平片不能显示的轻微关节面骨侵蚀及软骨下囊性变等。尤其是对临床高度疑诊而 X 线表现正常或可疑者。MRI 能直接显示关节软骨，对早期发现骶髂关节软骨改变以及骶髂关节炎病情估计和疗效判定较 CT 更优越。放射性核素扫描缺乏特异性，尤其是锝-亚甲基二膦酸盐（$^{99m}$Tc-MDP）骨扫描核素在骶髂关节附近非特异性浓集，易造成假阳性，因此对骶髂关节炎的诊断意义不大。但有学者认为，单光子发射计算机断层成像（SPECT）骨扫描可能对 AS 的诊断也有帮助。

## 六、诊断

（1）病史特点：根据病史，有下列表现应考虑炎症性脊柱病：①腰背部不适隐匿性出现；②年龄＜40 岁；③持续 3 个月以上；④清晨时僵硬；⑤活动后症状有所改善。

有上述病史，X 线片有骶髂关节炎征象，即证实为脊柱病；进一步排除银屑病、炎性肠病或 Reiter 综合征关节炎，即可做出原发性 AS 的诊断，而不要等到脊柱明显强直时才明确诊断。

（2）目前常用的 AS 临床诊断标准：①各方面的腰椎活动受限（前屈、后伸、侧屈）；②胸腰段或腰椎持续性疼痛；③在第四肋间测量、胸廓扩张活动度≤2.5cm。

肯定性脊柱炎成立：按照 1966 年纽约制定的骶髂关节炎分级标准，Ⅲ～Ⅳ级双侧骶髂关节炎，加上至少一条临床指标。Ⅲ～Ⅳ级单侧或 Ⅱ 级双侧骶髂关节炎加上第一或第二、第三个临床指标。

可能性脊柱炎成立：仅有Ⅲ～Ⅳ级双侧骶髂关节炎而无临床指标。

以上两个诊断标准都强调了腰痛、腰椎活动受限、胸痛、胸廓活动受限和骶髂关节炎诊断的重要性，掌握上述要点，本病是不难诊断的。青年男性出现腰僵、腰痛休息后不能缓解者，应怀疑本病，需及时拍摄高质量的骨盆正位 X 线片。不少学者认为，腰痛加双侧骶髂关节炎（X 线表现），即可诊为本病。

颈椎的强直性脊柱炎往往为本病的后期表现，当病变累及至颈椎时，即可诊断。

## 七、鉴别诊断

（1）腰骶关节劳损：慢性腰骶关节劳损为持续性、弥漫性腰痛，以腰骶部最重，脊椎活动不受限，X 线无特殊改变。急性腰骶关节劳损，疼痛因活动而加重，休息后可缓解。

（2）骨关节炎：常发生于老年人，特征为骨骼及软骨退变，滑膜增厚，以负重的脊柱和膝关节等较常见。累及脊椎者常以慢性腰背痛为主要症状，与 AS 易混淆；但本病不发生关节强直及肌肉萎缩，无全身症状，X 线表现为骨赘生成和椎间隙变窄。

（3）Forestier 病（老年性关节强直性骨肥厚）：脊柱亦发生连续性骨赘，类似 AS 的脊椎竹节样变，但骶髂关节正常，椎间小关节不受侵犯。

（4）结核性脊柱炎：临床症状与 AS 相似，但 X 线检查可资鉴别。结核性脊柱炎时，脊椎边缘模糊不清，椎间隙变窄，呈楔形变，无韧带钙化，有时有脊椎旁结核脓肿阴影存在，骶髂关节为单侧受累。

（5）类风湿性关节炎：现已确认 AS 不是 RA 的一种特殊类型，两者有许多不同点可资鉴别。RA 女性多见，通常先侵犯手足小关节，且呈双侧对称性，骶髂关节一般不受累，如侵犯脊柱，多只侵犯颈椎，且无椎旁韧带钙化，有类风湿皮下结节，血清 RF 常阳性，HLA-B27 抗原常阴性。

（6）肠病性关节病：溃疡性结肠炎、局限性肠炎或肠源性脂肪代谢障碍（Whipple 病）都可发生脊柱炎，且肠病性关节病受累关节和 X 线改变与 AS 相似而不易区别，因此需要寻找肠道症状和体征，以资鉴别。溃疡性结肠炎的结肠黏膜溃疡，水肿及血性腹泻；局限性肠炎的腹痛、营养障碍及瘘管形成；Whipple 病的脂肪泻，急剧消瘦等，都有助于原发性疾病的诊断。肠病性关节病 HLA-B27 阳性率低，Crohn 病患者肠灌注液 IgG 增高，而 AS 患者肠灌液中 IgG 基本正常。

（7）Reiter 综合征和银屑病关节炎：两病均可发生脊柱炎和骶髂关节炎，但脊柱炎一般发生较晚、较轻，椎旁组织钙化少，韧带骨赘以非边缘型为主（纤维环外纤维组织钙化），在相邻两椎体间形成部分性骨桥与 AS 的竹节样脊柱不同；骶髂关节炎一般为单侧性或双侧非对称性，骨突关节病变少见，无普遍性骨质疏松。另外，Reiter 综合征有结膜炎、尿道炎、黏膜皮肤损害，银屑病关节炎则有皮肤银屑病损害等可供鉴别。

## 八、治疗

强直性脊柱炎，目前尚无根治方法，亦无阻止本病进展的有效疗法。许多患者骶髂关节炎发展至 I 或Ⅲ级后并不再继续发展，仅少数人可进展至完全性关节强直。AS 治疗的目的在于控制炎症，减轻或缓解症状，维持正常姿势和最佳功能位置，防止畸形。要达到上述目的，关键在于早期诊断、早期治疗，采取综合措施进行治疗，包括疾病知识教育、体疗、理疗、药物和外科治疗等。

### （一）基本原则

（1）早期：以非手术疗法为主。

（2）中后期：应积极预防脊柱畸形。

（3）药物疗法：对副作用大的药物应严格掌握适应证，并密切观察。

（4）手术疗法：对畸形已影响基本生活者，应考虑手术矫正，包括颈部畸形矫正术。

### （二）非手术疗法

**1. 疾病知识教育**

（1）目的：使患者了解疾病的性质、病程、采用的措施以及预后，取得他们的理解和配合。

（2）正确姿势和活动：告知日常生活中的正确姿势和维持正常活动，包括睡眠时不用枕或用薄枕，睡硬板床，取仰卧位或俯卧位，每天早晚各俯卧半小时；坚持力所能及的劳动和体育活动，工作时注意姿势，防止脊柱弯曲畸形等。

（3）了解药物作用及副作用：学会自行调整药物剂量及处理药物副作用，以利配合治疗。

## 2．体疗

体育疗法可保持脊柱的生理弯曲，预防驼背畸形；保持胸廓活动度，维持正常的呼吸功能；保持骨密度和强度，防止骨质疏松和肢体废用性肌肉萎缩等。

（1）深呼吸：每天早晨及睡前常规做深呼吸运动。可以维持胸廓最大的活动度，保持良好呼吸功能。

（2）颈椎运动：头颈部可做向前、向后、向左、向右转动，以及头部旋转运动，以保持颈椎的正常活动度。

（3）腰椎运动：每天做腰部运动、前屈、后仰、侧弯和左右旋转躯体，使腰部脊柱保持正常的活动度。

（4）肢体运动：游泳既有利于四肢运动，又有助于增加肺功能和使脊柱保持生理曲度，是最佳的全身运动。

根据个人情况采取适当的运动方式和运动量，开始时可出现肌肉关节酸痛或不适，但经短时间休息即可恢复。如新的疼痛持续 2 小时以上不能恢复，则表明运动过度，应适当减少运动量或调整运动方式。

## 3．物理治疗

热疗，以增加局部血液循环，使肌肉放松，减轻疼痛，有利于关节活动，保持正常功能。也可选择日光浴，能缓解疼痛，调整病变过程及使痉挛之肌肉放松。

## 4．药物治疗

（1）非甾体类消炎药（NSAIDs）：有消炎止痛，减轻僵硬和肌肉痉挛的作用。适用于夜间严重疼痛及僵硬患者，可在睡前服用。分三类：①COX1、COX2 同时抑制，如扶他林、布洛芬、芬必得等。②COX2 特殊抑制剂，如莫比可。③选择性 COX2 抑制剂，以西乐葆为代表。它避免了胃肠反应、肾脏损害、延长出血时间等副作用。

（2）柳氮磺胺吡啶（Sulfasalazine，SSZ）：SSZ 是 5-氨基水杨酸（5-ASA）和磺胺吡啶（SP）的偶氮复合物，20 世纪 80 年代开始用于治疗 AS，剂量由 0.25g 每日 3 次开始，每周增加 0.25g，至 1.0g 每日 3 次维持。药效随服药时间的延长而增加，服药有效率半年为 71%，1 年为 85%，2 年为 90%。患者症状改善、实验室指标及放射线征象进步或稳定。副作用主要为消化道症状、皮疹、血象及肝功改变等，但均少见。用药期间宜定期检查血象及肝功能。

（3）甲氨蝶呤：据报道疗效与 SSZ 相似，小剂量冲击疗法为每周 1 次，第 1 周 2.5～5mg，以后每周增加 2.5mg，至每周 10～15mg 维持。口服和静脉用药疗效相似。副作用有胃肠反应、骨髓抑制、口腔炎、脱发等，用药期间定期查肝功和血象，忌饮酒。

（4）肾上腺皮质激素：一般情况下不用，但急性虹膜炎或外周关节炎用 NSAIDs 治疗无效时，可用肾上腺皮质激素局部注射或口服。Peters 等分别应用甲基泼尼松龙一日 1000mg/次和 375mg/次静滴治疗经其他药物治疗无效的急性期活动性 AS 各 17 例和 59 例，连用 3 天，获得较长时间的缓解，高剂量组疗效略好，对控制疼痛、改善脊柱活动有明显效果。

（5）雷公藤多苷：雷公藤多苷片 20mg，每日 3 次口服，疗效较配剂好，服用方便。副作用有胃肠反应、白细胞减少、月经紊乱及精子活力降低等，停药后可恢复。

**5. 支架保护**

对畸形发展较快者，应选用效果确定的胸、背、腰支架予以固定，必要时可选用有衬垫石膏背心（以活动式为佳，防止呼吸障碍）。

## （三）手术疗法

手术指征：①畸形严重，不仅在外观上畸形明显，且已影响日常基本生活者。②静止期，指疼痛消失 1 年后、即病变已完全静止时方可施术，同时红细胞沉降率正常者。③全身状态良好，指可耐受手术及麻醉者，尤应注意心肺功能状态，且无手术禁忌证。④对伴有神经受累症状者，应及早施术。

术前准备：①功能锻炼，病程长者应充分锻炼心肺功能及四肢关节活动。②术前训练，主要是适应床上大小便。③其他准备，应按重大手术准备。

### 1. 强直性脊柱炎脊柱固定屈曲畸形腰椎后路截骨矫形术

强直性脊柱炎后凸的外科治疗的目的是畸形的复位和稳定，以及受压神经结构的减压。在计划一个脊柱后弯患者的外科治疗时必须考虑到三个方面：①固定屈曲畸形是固定的还是可复位，有没有脊髓的压迫？如果有，可否通过复位而得到减压，或是需要手术减压？②减压和椎体重建之后，是否需要前方和后方的稳定？③是否需要前方和后方截骨术来纠正已经融合之节段的畸形？

早在 1945 年，Smith-Peterson 等报道了强直性脊柱炎所致脊柱固定屈曲畸形的首种手术方式——腰椎后路截骨矫形术。随着脊柱外科技术、神经电生理技术以及麻醉技术的发展，强直性脊柱炎继发的固定屈曲畸形病例手术治疗日益增多，其过程较为复杂、技术要求较高、手术风险较大，但对于部分需要手术的患者来说其不失为一种可行的治疗方式。

（1）腰椎截骨术的适应证：强直性脊柱炎继发腰椎生理前凸丢失甚或后凸畸形，截骨的适应证决定于畸形的程度、运动功能障碍的程度、患者的年龄及全身情况、矫正的可行性程度；除以上因素外，患者愿意承受手术的风险与否以及对手术矫正的期望值多少更是至关重要的。患者拒绝、期望值较高以及严重的骨质疏松患者是手术的禁忌证。

（2）脊柱屈曲畸形的估计：对于备行手术矫形治疗的患者，术前充分掌握畸形的原发点以及精确测量畸形的角度是非常重要的。强直性脊柱炎是一种主要侵犯脊柱，并累及骶髂关节和周围关节的慢性进行性炎性疾病。其畸形的原发点可以发生在脊柱，包括腰椎、胸椎以及颈椎，而髋关节亦是常见的原发点，这点必须在术前充分区别是髋关节或是脊柱为原发点。后凸畸形角度可测量额额垂线角，即下额和眼眉连线与人体重轴垂线的交角，测量时保持双侧髋关节、膝关节完全伸直位、颈部中立或固定位。

（3）腰椎后路截骨技术

体位：目前多采用俯卧位方式，注意强直性脊柱炎往往全身均强直固定，包括颈椎，故摆体位时应充分调整吻合其已固定的曲度，搬动患者时禁止过度伸展颈椎。双侧膝关节取稍微屈曲位；接触点用棉垫保护防止压疮。

麻醉：在早期的手术中选用全身麻醉，其导致的死亡率高达 8%～10%，手术后神经功能障碍包括瘫痪率 30%；故随后一段时间应用局部麻醉，但其麻醉效果较差；随着纤支镜应用增加、成熟，目前多数采用清醒下的纤支镜插管麻醉，其导致的死亡率和瘫痪率几乎为 0，同时可协调患者在清醒下摆体位减少神经损伤。

截骨点：术前定位，因强直性脊柱炎患者往往是脊柱后方韧带、肌肉与骨骼融合在一起，术中无法分别具体脊柱节段；截骨点通常选择在腰3/4水平，即腰椎畸形的顶点位置。选择腰3、4为截骨点的原因在于腰3/4通常是腰椎前凸的中心位置，椎管容积较大，相当于主动脉分叉上下。腰5的节段血管来自髂内血管，其直径小于上位的节段血管，而上腰椎（腰1、2）处主动脉位置固定、活动度小，同时肾动脉在腰2、3水平从主动脉发出，进一步减少了主动脉的活动度，如果在上腰椎位置截骨，其发生术后血供障碍的概率明显增加。

术中监测指标：腰椎截骨矫形手术通常需术中体感诱发电位检测、脊髓电位监测。甚至必要时唤醒试验；血氧饱和度监测、$CO_2$浓度等监测。

固定、减压、截骨、矫形：在定位准确的情况下行椎弓根螺钉固定腰1、腰2（腰3）及腰5、骶1，必要时在CT导航设备下置钉；腰4通常不予置钉固定防止截骨矫形后与腰3螺钉碰撞。"V"形截除腰4棘突、全椎板及腰3、5的部分棘突、椎板，对伴有椎管狭窄症状的可给予充分的椎管潜式减压，切除腰4上关节突；并从侧方充分显露、减压腰3、4的神经根，防止截骨矫形后两神经根碰撞。根据预先测量设计的截骨角度解除腰3、4的椎体部分并保证截骨接触面充分，通常腰3椎弓根的下半部分、腰4椎弓根的上半部分需咬除以保证脊柱伸展后神经根有充足的空间。后伸双侧髋关节及大腿（膝关节屈曲防止牵拉神经根），在腰3、4截骨支点上用手缓慢加压折弯使截骨面接触，维持该位置固定内固定连接棒、锁紧。把获取的碎骨块或/和人工骨植于后外侧以促进植骨融合是必不可少的。

术后处理：术后必须行石膏或高分子聚酯支具固定，范围包括头、颈胸腰及髋关节、膝关节，材料上选用高分子聚酯支具更为合适，因其可减免石膏固定的不适。术后必须卧于Roto-Rest床（或事先塑形的石膏床），以减轻腰椎所受的重力影响，防止矫正角度丢失。其他如抗感染等治疗常规执行。

术后并发症：临床上曾多次提起的并发症，亦是较为严重的并发症是血管（腹主动脉）损伤，其原因如上所述。预防的关键在于选择截骨的平面和截骨的角度，术前需有充分的估计和准备，前者更为重要；有报道截骨角度可达40°～140°，平均58°而未出现血管损伤。同时可能出现术后血栓形成、神经功能障碍、矫形角度丢失以及内固定相关的并发症等。

注意事项：①强直性脊柱炎的骨质相对较为疏松、脆，内固定的牢度受一定影响，故内固定的范围至少应分上下两个节段。②强直性脊柱炎为全身性免疫疾病，其凝血机制相对较差，手术中、手术后出血较多，必要时术前给予应用凝血因子；术中需仔细、确切地止血。③截骨矫形恢复正常的生理载荷分布，使载荷位于正常的躯干纵轴上，故截骨时一般宁可适当增加截骨角度，不可减少，因后者可能发生载荷仍然位于脊柱矢状序列前方而导致植骨不融合、内固定失败，最终矫形失败。

**2. 强直性脊柱炎腰椎骨折和（或）椎间盘炎的手术治疗**

（1）原因及机制：强直性脊柱炎者即使是轻微的损伤，也很容易发生脊柱骨折。这种骨折是继发于全面的骨质疏松和脊柱韧带的骨化病理性骨折；脊柱因为失去正常的弹性而不能吸收损伤的能量。

正常脊柱后弯的顶椎是胸 7，强直性脊柱炎患者随着韧带的骨化加重，胸腰椎结合部的应力逐渐增加，从而产生腰椎前凸的逐渐丢失；同时加上全身骨质疏松的加重，导致胸腰段脊柱骨折倾向；未发现或未治疗的骨折导致脊柱出现典型的屈曲畸形，亦导致该部位的椎间盘炎和假关节的出现。严重强直性脊柱炎脊柱骨折极其不稳定，通常是三柱骨折，一般不发生单柱骨折，有较高的神经损伤概率。

（2）治疗方法：石膏背心或支架可用于治疗无移位或轻微移位的胸腰段或腰段的脊柱骨折。虽然可治愈一部分患者，但由于脊柱韧带骨化产生的韧带和骨结构的环状强直，骨折多为三柱骨折不稳定，保守治疗仍然可能存在骨折继续加重、移位加重甚至神经功能进一步损害，故目前多数学者主张手术稳定治疗，尤其是伴有椎间盘炎和（或）假关节形成的患者。

手术方法：无论是否神经症状，显著移位或同时有脊柱后弯畸形的骨折需行前路和后路手术，后路手术行骨折复位。术中可利用骨折部位作为后凸畸形的矫正点；后路压缩矫正至关重要，手术的每一步骤以使脊柱矢状垂线轴恢复至生理位置为目的，同时注意矢状垂线轴移至骨折部位或骨折后方有助于脊柱稳定和骨折愈合；考虑到骨折的牵拉使椎间盘间隙前方张开，可导致脊柱进一步不稳，故建议行前路的植骨融合。植骨融合方式可在行椎板充分减压后，通过侧后方处理椎间隙，尤其是伴有椎间盘炎或假关节患者；通过椎间隙行植骨融合；必要时行前路或侧前路切口的植骨融合。

（3）并发症及防治

椎管内血肿：强直性脊柱炎患者凝血机制较差，骨折及手术均可能导致椎管内血肿形成出现神经功能障碍；故手术前充分地检查，必要时应用凝血因子治疗；术中充分地止血；强直性脊柱炎骨折手术在内固定稳定脊柱的同时必须行椎板切开减压手术。

内固定失败：发生原因有植骨不确切、融合失败导致内固定应力累积增加而失败，后凸畸形矫正角度不足，未使脊柱矢状垂线移至骨折部位或骨折后方，固定节段不足等。防治措施：确切的植骨融合是基础；术前充分估计截骨角度和平面，使脊柱矢状垂线充分后移；与其他强直性脊柱炎手术固定节段要求一致，固定节段通常至少在病变节段上下各两个节段，但相对于矫形手术可根据具体情况适当减少。

# 第六章　小腿肌群运动损伤

## 第一节　病史、体格检查和影像学检查

大多数运动员足踝问题的处理失误都是由病史询问和体检不仔细引起的，相比其他部位的关节，往往没人指导患者去检查或自己不认为有检查的必要。

### 一、病史

在问完病史时，检查者应当了解到患者功能限制和不适的部位。如果是独立的损伤，应当判断损伤的性质。隐匿的发作可能和常规变异有关。患者通常主诉有疼痛，不稳或交锁中的一项或几项。

（1）疼痛：询问病史前患者应当脱掉鞋袜，这样他们能指出不适或变形的位置。相比口述，这是个较为有效的方法。

患者应该描述疼痛的严重情况、性质、放射痛和持续时间。他们还应该讲述诱发加重和减轻的因素。登山和上下楼梯的情况（前后踝关节撞击）。距下关节或三联关节的病理以及腓骨肌腱疾病可能会引起在不平坦的路面上行走疼痛。还需要询问使用消炎药或对乙酰氨基酚后的疗效。

（2）不稳：不稳是踝关节疾病中最常见的症状。主要是距腓前韧带（Anterior Talo Fibular Ligament，ATFL）松弛的结果。手术时经常发现跟腓韧带（Calcaneofibular LIgament，CFL）也会缺失。

检查者应当区分出恐惧感和真性内翻损伤。并评估发作的频率和症状发生时的具体情况。

（3）交锁：足踝关节的交锁可能与骨软骨损伤或踝关节游离体有关。比起疼痛和不稳，患者往往很难清楚地描述这种症状。

（4）功能受限：医生应当评价不稳的影响。记录不稳症状发作前后的运动情况。是否需要治疗取决于症状对特殊运动和活动的影响（跑、跳等）。还应当记录对工作的影响。

（5）治疗：目前的治疗包括物理治疗、药物、手术、支具和矫形器。之前的治疗以及治疗有效与否的评估有助于医生制定正确的治疗方案。对于不稳，特殊治疗包括支具和物理治疗。患者随访时应当带上支具以及矫形器。

（6）足形的改变：对于成年人而言，获得性扁平足畸形或获得性创伤后扁平足畸形的病因很重要。一些有浅层三角韧带损伤的患者，表现有平足外翻畸形。具有中足损伤（距跗关节水平）的患者也可能发展为扁平足畸形。

进行性的高弓足畸形（高弓内翻足）较为少见，但症状明显，常伴随着不稳。这种情况常见于具有神经肌肉功能障碍的年轻运动员，如腓骨肌萎缩症。偶尔患者在距骨颈的急性损伤后发展为高弓足。这个可能会遗漏或未评估损伤的性质。最后可导致足的疼痛、交锁，伴随着后足内翻及前足内翻。

（7）足踝先前的情况：之前的创伤，比如中学时代的损伤，只有在特意询问时才能发现。之前

已有的畸形、扁平足或高弓足的家族史也很重要。许多畸形随着年龄增长症状会更明显。

（8）应力性或过度使用性损伤：锻炼方式和鞋的改变可能加剧或引起应力性损伤。应该在病史中关注锻炼方式。

对于一个优秀的女运动员，应当询问其月经史，注意女运动员三联征：不规则饮食、闭经、骨质疏松。

（9）既往史：记录既往医疗史，既往手术史，目前的治疗以及过敏情况。由患者填表可能是获得细节最可信的记录方法。

## 二、检查

问清足的病史。应该记录身高和体重。术语要准确：因为旋前和旋后对于不同的操作者可能意味着不同的动作，医生一般这样描述足：扁平、高弓或者中立。更多的足形的描述包括后足内翻和外翻，前足内翻和外翻（离开中线内旋或外旋），在横切面前足内收和外展。这些都是大多操作者能理解的统一一致的术语。

医生用以下九个方面的体检来保证包括了所有体检的相关细节。

**1. 衣着**

体检时应该让患者穿短袖和 T 恤，这样能清楚地看到肢体对线情况。

**2. 步态**

一个简单的步态检查要求一个中等大小的体检房间或者至少 10～15 步长的通道（3～5m）。嘱患者来回走 3 次，首先观察左足和其站立期的姿态，在回来的位置上观测摆动期。接下来同样观察右足。要求患者走过去时跟行，走回来时趾行。

**3. 站立姿势的检查**

患者面对检查者站立，双脚等肩宽分开，首先观察肢体对线。如果观察到"躲猫猫征"就表明有后足内翻。检查脚尖负重时的姿态，有无爪行趾、拇外翻。

让患者转身，从背后观察患者。快速检查背部、骨盆对线，测量有无明显的下肢长度差异。注意不要忽视检查足部，检查者应当辨认后跟是否在中立位（3°～6°）生理性外翻。扁平足将伴随后足外翻，"多趾征"表明存在前足外移。

单腿站立可以评估下肢的本体感觉功能。可以让患者单脚跳，这样表现更明显。可以让患者进行单足站立时踮足，这样既可以检查跖屈时的本体感觉，如果有正常的胫后肌腱功能和柔性后足，还可以重现内侧纵弓和正常的后跟内翻。

**4. 患者坐位时足的检查**

让患者坐在较高的床上，双侧小腿悬垂于床边，检查者坐在较低的凳子上，这样可以清楚地观察小腿、足和踝。

足部的胼胝体表明了足过度负荷的部位。常见部位包括距骨头、足外侧边界（弓形足），以及趾间关节上方（爪形趾）。

检查和记录任何以前手术或创伤引起的瘢痕。应该考虑瘢痕对于以后手术的影响。通过触诊和检查来确定是否有感染的征象。

肿胀可能存在于某关节或肌腱，应当记录其位置和范围。如有需要，评价胫骨旋转、长度、内翻或外翻对线，这可能与骨折或生长抑制相关。

**5. 触诊**

触诊是检查的重要部分。触痛最严重区域的定位和对该区域解剖的认识对于诊断很重要。应当注意有无关节肿胀、骨赘或创伤后关节边缘骨改变。

应当触诊以下关节边缘：①踝关节：前关节线，内外侧沟；②距下关节：跗骨窦，距下关节中间面；③距舟关节；④跟骰关节；⑤舟楔关节；⑥第 1～5 跖跗关节；⑦第 1～5 跖趾关节；⑧第 1～5IP 关节；⑨第 2～5DIP 关节。

（1）触诊肌腱：每个肌腱都应该沿其走行触诊。明确有无滑膜炎、疼痛或结节等。让患者主动抗阻收缩肌肉，这样能够检查突出的肌腱及其肌力。

（2）屈肌肌腱：跟腱可能存在腱周炎、腱病、腱末端病或者 Haglund 畸形引起的滑囊炎。

腱周炎（腱鞘肿胀但没有肌腱肿胀）在背屈和跖屈时疼痛部位不会移动，而跟腱腱病的疼痛部位在触诊时有移动。

跟腱撕裂可能是急性或慢性的。大多数急性跟腱撕裂能够触诊到局部缺陷。慢性损伤在极度背屈时能够判断，因为膝关节伸直时双侧踝关节背屈的范围应该是相同的。过度背屈表明肌腱延长。

趾长屈肌可在胫后肌的后外侧触及。拇趾的抗阻屈曲能检查到胫后动脉深面的拇长屈肌，该肌腱走行于屈趾长肌的外侧。

（3）伸肌肌腱：踝关节背屈时能触诊到胫前肌腱远端是否有结节或损伤。由于缺乏特有的检查，经常遗漏胫骨前肌撕裂。该肌腱走行于内侧楔骨和第一距骨的下内侧。拇长伸肌腱走行于胫前肌内侧和足背动脉外侧。趾长伸肌总腱走行于动脉外侧。在第 3 腓骨肌外侧走行于第 5 距骨基底部深面，所有的伸肌腱走行于伸肌支持带深面，因此在踝关节水平难以触及。伸肌腱撕裂没有屈肌腱常见，但良性肿瘤发病率更高，如腱鞘囊肿，色素腱鞘瘤滑膜炎（Pigmented Villonodular Synovitis，PVNS）。

（4）腓骨肌腱：腓骨短肌腱可以触诊到沿腓骨后面和第 5 距骨的下面。该肌腱在外翻和跖屈时起作用。该肌腱可能因半脱位或脱位而脱出腓骨肌沟。高弓足会导致腱病发生。

腓骨长肌腱位于腓骨短肌腱后内侧，第 1 距骨抗阻跖屈可以使该肌腱收缩。它可以在腓骨沟内滑过短肌腱，或脱位到腓骨沟外。

**6. 活动范围**

与对侧比较以评估降低的活动度比评估绝对活动度更为重要，因为每个人的活动度是不同的。

有症状的关节以及其远近端的关节应当分开测量。外科医师应当检查是否有捻发音以及判断是否单关节活动伴有不适。

检查每个独立的关节。例如，检查踝关节时，用左手固定胫骨，右手握住距舟关节。距骨相对胫骨背屈和跖屈，感觉有无疼痛或捻发音。

踝关节活动度可以用测角器相对于胫骨长轴测量。足部运动时，关节活动度可以分为正常、高活动度、轻度或严重受限。

**7. 特殊检查**

（1）单腿站立和脚趾上抬：这个试验用于检查后足主动内翻。当患者脚趾站立时，检查者观察后足活动。后跟从外翻到内翻。当患者缺乏距下关节活动时，极度的外翻扁平足（胫后肌腱肌力不足以提起后跟），或者患者胫后肌腱撕裂时，这个动作可能受限。

（2）前抽屉试验：这个试验用于检查前距腓韧带的完整性。检查者相对于胫骨内旋和前移距骨。由于不同患者关节松弛度有差异，所以需要与另一侧做对比。

（3）内翻应力试验：这个试验用于检查跟腓韧带的完整性。检查者内翻跟骨，抓住胫骨，感觉距骨外侧的张开程度。需要两侧对比。

（4）Thompson 试验：这个试验用于检查跟腱是否完整。挤压腓肠肌可以引起足跖屈。如果跟腱撕裂，足将不能跖屈。

（5）Mulder 疼痛触发试验：这个试验用于 Morton 神经瘤。检查者一边挤压跖骨头，一边在跖骨头间按压触痛点。Morton 神经瘤可以在跖骨头间有触痛点。

（6）下胫腓联合不稳试验：挤压试验通过挤压胫骨和腓骨来检查下胫腓联合的稳定性。腓骨移动试验将腓骨向前后方向移动。外旋试验时，踝关节在中立背屈位向外旋转，观察踝关节是否张开。比起不稳，疼痛可能更可信。

（7）腓肠肌紧张度：紧张的腓肠肌可以增加前足负荷。紧张的跟腱可以导致后足内翻。最后，扁平外翻足的跟腱常是紧张的，可加重扁平足畸形。因此，紧张的跟腱可能是前足疼痛、踝关节不稳和扁平外翻足畸形的部分原因。腓肠肌起于股骨后面，紧张时会引起膝关节伸直位时背屈度减小。足维持正常足弓形时，在膝关节屈曲和伸直时，分别测定踝关节背屈度。踝关节在膝关节伸直位时活动度减小说明腓肠肌紧张。如果踝关节背屈度在膝关节屈曲和伸直时都一样，那么病因很可能不是跟腱，可能在于踝关节囊或踝前方的软组织限制性结构。

（8）Coleman 阻断试验：在高弓足，前足决定后足位置。这种情况下，如果中足稳定，后足内翻将得以纠正。如果用 Coleman 阻断试验可以纠正足的畸形，那么通过支具来矫正前足矫形是可行的，而且如果前足用手术纠正到中立位，后足也得以部分纠正。

**8. 发病关节上下的关节**

测定周围关节的疼痛、活动度和捻发音。

**9. 检查神经血管**

触摸内踝后方的脉搏（胫骨动脉）和足背的脉搏（足背动脉）。患者有灼痛感时需要沿神经的走行叩诊（Tinel 征）。需要检查每一个皮区。

单纤丝试验（9g）可以检查患者是否有保护性的感觉。检查反射。

### 三、影像学检查

踝关节需要行站立前后位（AP）和侧位片。如果怀疑有下胫腓联合不稳，或为了更好地观察骨软骨损伤，可以行榫眼位片，但并非常规需要。如有指征时，应该拍站立前后位和侧位片以及非负重斜位片。斜位片对于观察跗骨联合、距骨颈骨折及评价中足骨折和关节炎很有价值。跟骨轴位片对于评价之前的跟骨骨折很有意义。站立位后足切线位片对于后足位置的评估更为可信，但放射工作人员需经过特殊的训练。偶尔需要用踝关节应力位片帮助诊断外侧韧带损伤。

螺旋 CT 的发展大大提高了足踝影像学图像的质量。高分辨率的轴式扫描联合矢状面和冠状面重建提高了诊断和显像能力，如距骨顶的骨软骨损伤、关节炎、应力性骨折、微小边缘骨折。

核医学三期骨扫描的技术对于 X 线或 CT 扫描可能表现为阴性的应力性骨折很有价值。

MRI 图像质量随着磁场增大而得到提高。可以观察单纯软骨损伤、骨挫伤。也可以辨别早期腱的病理性情况。

超声的成像虽然依赖于操作者，但其分辨率也有了极大的改善，并具有动态影像学的优点。

体检不明的患者，可以使用关节注射增强显影来确定关节疼痛的起因。

# 第二节　骨骼肌扭伤和挫伤

骨骼肌损伤在运动医学和矫形外科中占有很大比例，它不但发生于激烈竞赛中的高水平运动员，还可见于非运动员的日常生活。损伤导致的疼痛和残疾不仅影响他们参加比赛，还会妨碍他们的职业生涯和日常活动。

## 一、基础知识

小腿肌群可分为四个部分。前群包括胫骨前肌、拇长伸肌、趾长伸肌、第三腓骨肌和腓深神经、胫前动脉；外侧群包括腓骨长肌、腓骨短肌和腓浅神经；后群浅层包括腓肠肌、比目鱼肌、跖肌和腓肠神经；后群深层包括胫骨后肌、趾长屈肌、拇长屈肌、胫后动脉和胫神经。各肌群的解剖学位置使它们可以适当地协调踝和足的运动。每块肌肉都有它特有的功能，然而一般来说，前群肌使足背屈，外侧群肌使足外翻，后群深层肌使足跖屈和内翻，后群浅层肌使踝跖屈。除腓肠肌（起自股骨髁后方）和跖肌（起自外侧股骨髁）外，所有的小腿骨骼肌均起自小腿。跨越多个关节的骨骼肌更易引起扭伤（如腘绳肌、股直肌、腓肠肌和大收肌）。与小腿其他肌肉相比，由于腓肠肌在止于跟骨后方前跨越膝、踝和距跟关节，因此更易引起损伤。

腓肠肌内侧头的扭伤或撕裂常被称作"网球腿"。最初，人们认为网球腿的本质是跖肌扭伤。尽管跖肌和腓肠肌在小腿的走行相同，但文献认为网球腿的本质并非跖肌撕裂或扭伤。Miller 在网球腿手术过程中发现，所有病例均存在腓肠肌撕裂而跖肌并未受损。尽管绝大多数小腿骨骼肌损伤源于腓肠肌，但仍有两篇跖肌撕裂的手术病例报道。此外，跖肌撕裂作为一种罕见的损伤应当包含在损伤评估范围之内。

肌肉拉伸可引起肌肉拉伤。骨骼肌拉伤仅发生于组织部分撕裂时，而骨骼肌断裂则涉及肌-腱单位所有纤维的撕裂，这两个术语代表了同一损伤的两个连续过程。与单纯被动牵张相比，骨骼肌在离心性收缩期间更易受损。在离心性收缩过程中，骨骼肌长度增加的幅度比正常收缩情况下更大。肌肉拉伸过程中肌力增加可能是由于结缔组织力量叠加的缘故。运动时当骨骼肌调节或降低关节活动度时常可发生肌肉拉伤。它常见于许多高速运动项目中，如英式足球、篮球和橄榄球。腓肠肌可以限制踝关节的活动范围，特别是背屈情况下的活动。绝大多数小腿骨骼肌损伤为单纯的腓肠肌损伤，可表现为肌肉本身的急性扭伤或断裂。绝大部分骨骼肌断裂发生在肌-腱联合处，腓肠肌内侧头撕裂最常见。目前认为这主要是由于腓肠肌内侧头肌腹比外侧头大且主要由快肌纤维组成所致。

骨骼肌挫伤是另一种常见的小腿骨骼肌损伤，它由直接钝伤引起。小腿各肌均可发生挫伤，其中最常见于前群肌。挫伤的特点主要表现为局部疼痛和组织肿胀。

## 二、临床评价

### 1. 病史

获得急性活动损伤史是非常重要的。研究发现，腓肠肌拉伤在打网球和健身跑的中年男性中较为常见。如前所述，骨骼肌拉伤在高速活动中较为常见且与离心性收缩有关。对于骨骼肌真性损伤或断裂，运动员常不能继续参加运动并能清晰地回忆起损伤的时间。许多运动员描述伸膝状态下突然背屈踝关节时，常伴有腓肠肌撕裂感。板球击球手在场上表演时持续受到这种损伤，视频分析也支持这种损伤机制。一些运动员运动过程中会突然感到疼痛，这比停止运动后疼痛后果更为严重。肌肉拉伤不同于迟发性肌痛，迟发性肌痛常发生于活动后 12～34 小时且与急性损伤无关。肌肉损伤或拉伤的病史是很重要的，因为由此引起的不完全康复使运动员较易发生更为严重的损伤。骨骼肌挫伤的特点是有肌肉钝伤史，钝伤可在损伤当时或水肿发生后引起肌力下降。

### 2. 体征

腓肠肌扭伤或撕裂的患者通常表现为腓肠肌明显水肿和小腿后方疼痛。血供丰富的骨骼肌撕裂后，在急性损伤期可导致大量出血，有时还可能因此而掩盖病情。此外，单腿负重、足跟上提无力也应怀疑有腓肠肌损伤。疼痛可出现在腓肠肌的任何位置，包括肌腹上部、中部和肌腱结合处，患者均呈防痛步态。损伤起始可以不出现瘀血，但 24 小时后则可能会出现。腓肠肌被动牵张和触诊腓肠肌内侧头时可出现疼痛。由局部出血引起的骨筋膜室综合征尽管较罕见，但已有文献报道它的发生与骨骼肌损伤相关，因此医生必须给予足够的重视。和损伤程度不相符的疼痛应高度怀疑骨筋膜室综合征。应仔细检查对侧足以评估腓肠肌性马蹄足。评估踝关节背屈时应使距舟关节处于中立位。评估踝关节的活动度时应保持膝关节伸直。如果在膝关节伸直时踝关节背屈不能超过 90°，而在膝关节屈曲时却可以背屈超过 90°，则说明存在腓肠肌性马蹄足。如果膝关节屈曲不能校正马蹄足，说明马蹄足是由比目鱼肌挛缩引起。潜在的腓肠肌性马蹄足使骨骼肌紧张度增加，理论上使其更易拉伤。

### 3. 影像学观察

磁共振成像常用来描绘骨骼肌损伤。磁共振成像显示，骨骼肌拉伤后出血并不仅仅限于损伤的骨骼肌，还存在皮下出血。肌组织和周围组织间隙可形成血肿。而骨骼肌挫伤出血则仅限于骨骼肌本身。磁共振成像和超声在评价腓肠肌撕裂中是非常有用的。深静脉血栓形成可改变或影响损伤的诊断和治疗，超声有助于诊断深静脉血栓形成。一般 X 线片在诊断此类损伤时用处不大。

## 三、治疗

早期处理包括冰敷、下肢抬高、布质绷带加压包扎限制水肿。对于存在骨筋膜室综合征的患者，应当给予密切监护，不提倡加压包扎。对于急性骨筋膜室综合征患者，应急诊行筋膜切开术。有些患者挫伤后出现大的血肿，应当密切随访，因为有时需要引流血肿。开始，患者可能需要拐杖或其他的活动辅助装置。挫伤后，损伤肌肉需要固定一段时间。将挫伤肌肉固定于伸展位是非常重要的，它可以防止瘢痕形成及由此引起的关节活动受限。患者应尽早开始功能锻炼。损伤早期诊断不明时，影像学改变有助于确诊。

**1. 非手术治疗**

大多数骨骼肌损伤患者可经非手术治疗治愈。除冰敷和加压包扎用于损伤早期外，理疗也应尽早采用。Millar 报道了 12 年间采用非手术治疗的拉伤患者共 720 例。治疗计划在损伤 48 小时之内就已开始实施，包括：冰敷、伸缩肌肉、超声、拮抗肌等张训练。大多数患者在损伤后第一周疼痛即可完全消失，仅有 5% 的患者需经 3 周以上才能恢复。再次损伤率为 0.7%。康复延迟与患者治疗前几天存在广泛擦伤和不服从康复计划有关。Shields 对 25 例非手术治疗患者进行了 1～3 年的随访，除损伤早期橡胶套加压包扎腓肠肌和常规口服非甾体消炎药外，其治疗方案与 Millar 描述的相似。Froimson 认为，鞋跟提高 1.5cm 可减少对损伤组织的拉伸。所有患者均能重返运动场。Cybex Ⅱ试验显示，损伤和无损伤肢体长度无明显差异。挫伤是典型的可采用非手术治疗的损伤。患者应尽早开始功能锻炼。在疼痛可以忍受的情况下，患者应积极锻炼损伤骨骼肌。骨骼肌严重挫伤患者，康复可能需要较长时间。此外，他们还要参加理疗（主要用于锻炼肢体活动范围），随后尽早进行骨骼肌活动和力量的锻炼。

**2. 手术治疗**

大多数损伤不需要手术治疗，而急性骨筋膜室综合征是绝对的外科适应证。对于腓肠肌撕裂，绝大多数学者不赞成手术治疗。Miller 建议对单腿直立、不能上提脚后跟的患者施行手术。在所有已经报道的病例中，均可见腓肠肌内侧头在肌-腱联合处撕脱，而仅有一小部分肌腱相连。撕裂方向是斜行的。缝线用于手术修复撕脱，其操作十分简单。有时引流挫伤后血肿是非常必要的。

## 四、恢复运动

对许多损伤患者来说，理疗是非常有益的。在重返运动之前，肢体应当无疼痛，膝和踝的活动度应当已完全恢复，肌力应达无损伤肢体的 90%。当决定重返运动时，为避免可能发生的其他损伤，还应评估患肢的本体感觉。

# 第三节　慢性骨筋膜室综合征

骨筋膜室综合征可分为急性发病［急性骨筋膜室综合征（ACS）］和在体育运动中的慢性进行性发病［慢性骨筋膜室综合征（CCS）］。CCS 可与其他任何表现为肢体疲劳性疼痛的疾病相鉴别。Mubarak 和 Hargens 把骨筋膜室综合征定义为由骨和筋膜围成的空间内压力升高、血流灌注减少而引起的综合征。目前已发表了很多有关上肢和下肢的骨筋膜室综合征的报道。CCS 的病理变化还不十分明确，但是大部分病例可通过外科手术治愈。本节着重讲述 CCS 的病理和诊断。

## 一、解剖

关于骨筋膜室综合征的解剖特征在文献中已有详细描述，局部骨和筋膜的连续性形成了骨筋膜室封闭的空间。每一个骨筋膜室都有它自己特定的压力-容积的相互关系。由于骨和筋膜几乎没有什么弹性，所以任何可导致骨筋膜室容积增加的因素，如出血、间质性水肿，都可使骨筋膜室内的压力明显升高。外来的压迫，比如管型石膏或穿着很紧的衣服也可导致骨筋膜室内的压力增高。ACS 骨筋膜室内压力增高导致血流灌注减少、组织缺血，继而发生组织水肿，水肿将导致骨筋膜室内压力升高，这样就形成了一个恶性循环。如果发生持续的缺血，最终形成 Volkman 缺血性肌挛缩，肌肉坏死，远端肢体功能下降，甚至导致永久的畸形。

CCS 很少能发展为 ACS。持续的组织缺血状态不是 CCS 的特点。CCS 是与疲劳相关的骨筋膜室内压力的间歇性增高，并且总伴有疼痛，这种疼痛在运动中和骨筋膜室压力升高时发生。但是，CCS 疼痛产生的机制目前还存在争议。

ACS 和 CCS 可发生在四肢和脊柱旁的肌肉，但是 CCS 大部分发生在小腿的四个骨筋膜室。小腿后部深层的骨筋膜室是由近端和远端几个不定的亚骨筋膜室组成的，这样的解剖分区支持了一些学者的发现，即小腿后部深层的骨筋膜室可分为 2 个或 3 个亚骨筋膜室。当对 CCS 做出诊断或考虑手术治疗时，应仔细考虑这些解剖方面的变化特点。小腿的其他 3 个骨筋膜室由前部、外侧以及后部浅层的骨筋膜室组成。

大腿有 3 个骨筋膜室，前部包括股四头肌，后部包括腘绳肌以及内侧的内收肌群。上臂也有 3 个骨筋膜室，包括三角肌、后部的肱三头肌和前部的肱二头肌。前臂骨筋膜室分为掌侧和背侧。但是肱桡肌、桡侧腕长伸肌和桡侧腕短伸肌从功能上考虑被一些学者单独分出来。手部的骨筋膜室包括骨间肌群、大鱼际和小鱼际肌群。腕管被认为是独立于前臂和手的特殊的骨筋膜室。足部包括外侧、内侧、中央和骨间 4 个骨筋膜室。

臀部肌肉在功能上是单独的骨筋膜室。其余的骨筋膜室还包括脊柱旁的肌肉、骨盆内外的肌肉。腹部也被认为是一个单独的功能性骨筋膜室，腹腔内器官的缺血和由此导致的严重的死亡率可能是由腹部压力增高造成的。在进行侵入性肌肉内压力测量时如果定位不正确就可能穿透或损伤神经血管组织，因此对这些骨筋膜室的解剖必须有一个三维的认识。

骨筋膜室综合征的病理生理：骨筋膜室综合征的基本特征是骨筋膜室内压力的升高。如果是 ACS 将导致骨筋膜室内组织缺血或坏死，但是其基本病理变化还没有完全弄清楚。健康的组织都需要正常的毛细血管灌注，Starling 方程定义了血管内外液体动力学平衡，这种平衡会影响跨毛细血管的液体流动。Starling 方程包括了渗透性因素（毛细血管表面积和水的传导性）、胶体渗透压因素（血浆和组织间隙胶体的渗透压）和流体静力因素（血管内和组织间隙内的流体压力）。因为血压正常者的毛细血管血压为 20～30mmHg，所以当组织间隙的流体压力升高到超过 30mmHg 时会导致毛细血管灌注的缓慢下降，达到该值骨筋膜室血流灌注开始不足，但不是发生骨筋膜室内组织明显坏死的界限。当一个血压正常的患者的组织间隙压力达到 30mmHg 时，临床医师就应考虑骨筋膜室综合征的可能性。骨筋膜室内组织发生血流灌注不足时，局部血流灌注的驱动力下降，骨筋膜室内组织供血不足的压力临界值同时也下降。这一理论得到 Arbabi 等的支持，他们认为当骨筋膜室内组织已经缺血缺氧时，导致骨筋膜室综合征神经肌肉异常的压力值也会降低，因此他们认为，骨筋膜室综合征的症状和体征不仅和骨筋膜室内的压力有关，还和骨筋膜室的血流灌注压有关。

骨筋膜室综合征微血管的特异性解剖异常还没有完全搞清楚。早期的报道认为增高的骨筋膜室内压力导致动脉反射性痉挛继而导致组织缺血。但是 Vollmar 等发现动脉承受的压力增大时血管内的血流停止了，却没有发生血管的痉挛和塌陷。

其他文献强调增加的骨筋膜室压力对微血管系统的影响。由 Burton 和 Eaton 等提出的理论认为，微血管的闭塞发生在组织内压力大于动脉或透壁压力时，组织压的增高或者系统血压的降低都将导致微血管的闭合。

Hargens 等提出薄壁毛细血管的闭合或塌陷是由骨筋膜室内压力增高造成的。血压正常的狗的毛细血管内压力为 20～30mmHg，这很好地证明了引起骨筋膜室综合征早期缺血变化的临界压力为30mmHg。但是 Vollmar 等学者持反对意见，他们发现毛细血管在高压环境下没有塌陷，甚至在血流停止以后还没有塌陷。

通过毛细血管床血流的主要动力来自动-静脉压力梯度。一种理论认为，骨筋膜室内压力的升高造成静脉压的升高，静脉压的升高导致了动静脉压力梯度的下降。Birtles 等支持这一观点，他们认为 CCS 的症状和体征至少部分是由骨筋膜室内压力升高导致的静脉阻塞造成的。他们发现在患者膝关节下方装置血压计套囊，对套囊充气使压力逐渐达到81mmHg 以阻塞小腿静脉回流，这时患者会表现为肌肉的疲劳感、疼痛和胫骨前肌的体积增加。Zhang 等也支持这一发现，他们的研究表明在大腿部使用止血带使静脉回流停滞前小腿前骨筋膜室的灌注压和血流已经下降。Vollmar 等的工作也证实了上述发现，他们发现使静脉塌陷的压力远低于使小动脉塌陷时的压力，当静脉塌陷和静脉血流停滞时仍有动脉的血流灌注。也就是说，当施加一定的压力使动脉和静脉的血流都停止，然后缓慢降低压力，很显然小动脉的血流将比静脉提前恢复。Vollmar 由此得出结论，骨筋膜室综合征的主要病理学改变是静脉回流受阻和毛细血管阻塞，而不是小动脉灌注不足导致的缺血。

研究者们还不能在 CCS 的病因学方面达成一致。有一点可以理解的是 CCS 患者的骨筋膜室内压力是间歇性地升高与降低，即在疲劳时增高，休息后恢复正常。当正常活力的骨骼肌收缩时其内部的压力可达到 500mmHg 以上，因此肌肉的血流灌注必须发生在两次收缩间期。但是 CCS 患者在肌肉收缩间期肌肉内压力已经升高，这将妨碍有效的血流灌注。

Styf 和 Korner 认为，小腿前部的大血管横穿骨间膜时被局部疝出的肌肉挤压造成闭塞是小腿前 CCS 形成的原因。Martens 和 Moeyersoons 认为，CCS 患者的筋膜顺应性较正常的筋膜低，这使得它不能容纳正常运动造成的体积增大的肌肉。根据 Raether 和 Lutten 的研究，充分活动后骨筋膜室内的体积将比休息状态下增加 20%。Detmer 等报道在 26 例小腿 CCS 患者中有 25 例发现筋膜变厚。Garcia-Mata 等也有相似的报道，他们发现青少年 CCS 患者的筋膜比正常人增厚、变大和变硬。现在还不知道这些异常是否是由于缓慢增高的肌肉内压力造成的。Deirder 等发现运动时 CCS 患者的肌肉体积比对照组小，并以此认为紧张的筋膜不一定是这些患者产生疼痛的原因。其他学者发现了各种各样的解剖异常，这些异常可能增加了患 CCS 的风险，但是对这些发现还没有形成统一的意见。

CCS 中出现的肌肉缺血是一个非常有争议的话题。Amendola 等报道磁共振扫描没有发现 CCS 患者出现一致的缺血改变，Balduini 等的研究也显示了相似的结果，大部分患者经磁共振扫描没有发现缺血变化。但是很多文章坚持认为肌肉缺血是 CCS 的一个重要因素。Takebayashi 等应用单光子发射计算机体层摄影扫描发现 CCS 患者肌肉中 [201]T1 的分布下降。此外，Mohler 等应用近红外光谱分析发现 CCS 患者运动后肌肉发生显著的脱氧化反应继而发生延迟性再氧化过程。Van den Brand 等应用近红外光谱分析也发现 CCS 患者在运动中比正常人发生更多的相对脱氧化反应。Ota 等报道了慢性疲劳性骨筋膜室综合征患者运动后的延迟性再氧化反应。Breit 等发现肌肉的氧化水平在运动和有外力压迫时逐渐下降，而且这一变化会在肌肉解除外力压迫的情况下持续一段时间。在恢复期间如果肌肉存在外来压迫，那么组织氧化水平恢复正常的时间要更长一些。Abraham 等发现运动后迅速出现的有限的最大血流可能是由 CCS 患者骨筋膜室内压力的升高造成的，但是运动后延迟的充血高峰往往伴随着疼痛的缓解。新的诊断方法有利于理解 CCS 潜在的病因和病理学变化。

Birtles 等发现 CCS 患者伴有延迟性肌肉疼痛，并认为这可能是结缔组织的损伤和炎症造成的。但是 Kalchmair 等发现了缺血再灌注后血浆中的几个生物学指标发生变化，这可能与延迟性肌肉疼痛有关。他们发现再灌注时组胺迅速释放，在开始的 60 分钟组胺可通过二胺氧化酶来检测，60 分钟后二胺氧化酶不能代谢掉所有的组胺。在缺血再灌注期间血浆中的单胺氧化酶也持续保持在高水平状态。

## 二、CCS 的鉴别诊断

CCS 的鉴别诊断以前曾有过描述。CCS 的症状和体征与其他病因的疲劳性小腿疼痛很相似。根据 Detmer 等出版的分类，应力性骨折（Ⅰ型）、胫骨内侧骨膜炎（Ⅱ型）和 CCS（Ⅲ型）是小腿疲劳性疼痛患者中最常见的诊断。静脉回流停滞、脉管或神经源性跛行、肌腱炎、神经卡压症、隐匿性感染、代谢性骨病和肿瘤是其他可能的诊断。Trunipseed 发现青少年中 93% 的非典型性跛行是由 CCS 造成的。

某些类型的脉管系统异常会被误诊为 CCS。间歇性远端缺血症状可能是由于腘窝压迫综合征或股动脉在表浅的内收肌管被压迫所致。Knight 等曾报道一例腘动脉瘤的患者被误诊为 CCS 而行筋膜切开术治疗。在诊断过程中，应用骨闪烁显像、磁共振扫描、血管造影术和肌电图等技术可以帮助排除其他诊断。CCS 的明确诊断往往需要应用客观的诊断方法。

## 三、CCS 的临床症状

CCS 的患者经常没有一系列典型的症状，高度怀疑的标准是患者伴有肢体的疲劳性疼痛。CCS 的临床症状可见于上肢和下肢，但已发表的大部分报道是关于下肢的。

患者描述的疼痛总是疲劳时加重，休息后缓解。无论是跑步项目还是非跑步项目的优秀运动员或业余运动爱好者都可能患 CCS。一些报道表明本病没有性别差异，而一些学者认为本病在男性中更为流行。但最近更多的报道发现本病在女性中更为多见。虽然 CCS 在老年和青少年中也能见到，但主要见于经常运动的青壮年。

在临床检查时应详细询问患者疼痛的特点，他们可能描述肢体有压迫感、肌肉紧张、肿胀、感觉乏力或麻木。疼痛的性质可能是持续的、剧烈的、迟钝的或弥散性的。患者也可能描述神经肌肉异常的症状，如走路时脚拍打地面、运动时肢体末端的异常感觉。最近的一篇报道发现 68% 的 CCS 患者具有两面性，CCS 的疼痛可发生在相对小的运动时，也可发生在较大运动时，但是运动员通常会在运动期间出现持续疼痛。他们的症状通常在运动后持续一段时间，可能是几分钟、几小时，更有甚者是几天的时间。如果其他运动诱导的肢体疼痛也同时发生的话，CCS 的临床表现就会变得很复杂。CCS 可发生在手的骨间肌骨筋膜室、前臂的掌侧或背侧骨筋膜室、腰椎旁骨筋膜室、足和大腿的骨筋膜室等，但最常见的部位是小腿。

小腿的前方和（或）侧方骨筋膜室是最常见的发病部位。最少累及的骨筋膜室是小腿后部浅层骨筋膜室，这可能是因为此部位的筋膜具有较大的顺应性。小腿后部深层骨筋膜室的 CCS 是一个具有争议的课题，因为还没有事实能证明在运动期间或运动后胫骨后方压力或屈趾长肌的肌肉舒张压增大，所以 Melberg 和 Styf 相信小腿后部深层几乎不可能发生 CCS，但是其他学者已经分别报道了 63 例和 15 例小腿后部深层 CCS 患者。Davey 等认为胫骨后骨筋膜室在功能和解剖上独立于小腿后部深层骨筋膜室，因此它可能是 CCS 发病的另一部位。解剖分析已经证实了上述观点。在一个肢体中同时累及两个以上的骨筋膜室是有可能的。任何骨筋膜室都可能发生 CCS，因此上面的怀疑是有必要的。虽然客观的骨筋膜室的压力测量对明确诊断很重要，但在不典型的部位就可能存在问题，因为这一个骨筋膜室的压力标准不一定适用于其他的骨筋膜室。

CCS 的体格检查有助于对其进行鉴别诊断。但 Ulmer 得出的结论是临床检查发现对骨筋膜间室综合征的诊断和鉴别诊断没有什么帮助，但他同时也发现如果 3 个或更多的临床表现同时出现时，患者患骨筋膜室综合征可能性将显著提高。Pedowitz 等发现 CCS 患者与健康人相比有更高的筋膜疝发生率。其他学者报道了 CCS 患者中 20%～60% 的有筋膜缺陷。CCS 患者神经血管方面的检查通常是正常的，但是 Rowden 等发现经过仔细检查小腿前 CCS 患者腓深神经支配区的震动感下降。另外，肌电图显示这些患者没有运动后腓侧肌肉运动振幅的增强效应。如果患者有骨膜或骨的触痛，这很可能是其他病因导致的小腿疲劳性疼痛。

让患者做几种不同形式的运动，有些发现可能提示 CCS，但是没有一个能真正用来明确诊断。Deirdre 等发现进行 10 分钟的等长收缩运动，与对照组相比 CCS 患者会更明显地发生局部疼痛。相同的研究显示进行 20 分钟的等长收缩后 CCS 患者自主力量的恢复更慢一些。Birtles 等发现离心运动后 CCS 患者没有出现更严重的疼痛、疲劳和肿胀，但是他们可能会发生更严重的迟发性肌肉酸痛。

## 四、客观评估

如同 Pedowitz 和 Hargens 指出的那样，骨筋膜间室内压力的直接测量仍然是 ACS 和 CCS 的客观评估指标，相对于其他新的方法仍然是黄金标准。大部分骨筋膜室都可进行安全无痛的压力测量。

骨筋膜室内压力的测量可分为直接测量和间接测量。直接的测量技术是在被测组织上直接放置微型压力传感器，间接的测量技术是把肌肉内压力通过液压传导至远端的压力传感器。

早期的压力测量方法是把细针插入间质内，间断或持续地注射液体以防止针尖阻塞。但是过多地注入液体可以造成误差，更有甚者导致 ACS。Mubarak 等描述了应用套管来进行 ACS 的临床评估。Scholander 等首先在动物中应用这一技术。为了减少导管尖端的阻塞增加导管和组织界面的接触面积，他们把 Dexon 纤维固定在装满聚乙烯液体套管的末端。聚乙烯导管可形成小的裂缝，带裂缝的导管不久能代替套管。这种导管的优点是最大限度地保留芯内的物质并具有快捷的反应速度。此类系统都是把液压传导至远端的感受器，这种传感器需要归零以达到进行压力测试设计的水平。

有一种手持的仪器，它带有压力传感器，具有简化的程序来测量骨筋膜室内压力。在这种仪器上传感器被连接在带有几个侧孔的细针上。这些侧孔可以防止肌肉阻塞细针。它使用起来相对简单，但是如果使用不仔细就有可能产生误差。Hutchinson 和 Ireland™详细描述了这一仪器的正确使用方法和如何用它来对 CCS 进行诊断。Uliasz 等比较了 Stryker 监测仪和经静脉泵法，经静脉泵法是通过注射针缓慢注入正常盐浓度的溶液来测试压力，他们发现这两种方法在测试肌肉内压方面有同等的可靠性。Sangwan 等最近介绍了一种安全有效、可重复应用的测量骨筋膜室压力的测压计。

这种测压计的优点是廉价、容易安装，非常适用于低级医院和没有机会接触其他先进技术的医师。

Styf 和 Korner 报道了一种应用微毛细血管浸渍技术来测量运动中骨筋膜室压力的方法，它是用一个 Teflon 导管以 0.2mL/h 或更低的速度持续灌注。注射针的尖端有很多侧孔，这些侧孔由于缓慢持续地灌注而保持开放。在运动过程中这一系统可相应地显示骨筋膜室内压力的动态变化。不幸的是，如果离开实验室良好的可控条件，流体静压的变化水平很难被人为控制。测量骨筋膜室压力的直接方法是把传感器直接放置在导管的尖端，这样可以避免因不断变化的流体静压而造成的影响。Crenshaw 等的报道认为，这种直接测量法具有准确性高、可动态测量的优点，但是在运动后可能会低估肌肉在舒张和放松时的压力。微型化技术使测量骨筋膜室压力的固态传感器-导管尖端系统成为可能。Willy 等最近报道了应用新型电子传感器-导管尖端系统来测量骨筋膜室压力。他们发现这一装置精确性高、便于使用，不需要进行任何调试，而且可以避免因流体静力压导致的人为因素。它的另一大优点是不需要进行液体灌注，在应用时可以长时间监测而不需要任何人为操作。而且它还可以在手术进行中测量骨筋膜室的压力。在运动过程中，它也可以提供骨筋膜室压力的动态变化和高频率的结果记录。但是这种压力测试装置目前价格太高，在将来可能会得到普遍应用。

对所有形式的骨筋膜室压力测量来说，在导管插入前应先进行局部无菌消毒和麻醉。医生应避免在骨筋膜室内注入大量的麻醉药，但在皮肤、皮下组织和筋膜内可以进行麻醉而不必担心这样会升高骨筋膜室内的压力。应小心避免损伤毗邻和潜在的神经血管结构。导管定位技术已在前面描述过。

在进行诊断评估时，CCS 患者必须靠运动来引出症状，以便可以观察到骨筋膜室内压力的变化。骨筋膜室内压力的测量可在运动前、运动中或运动后进行。在运动前和运动后的压力测量属于静态测量。高频的结果反馈使医师可以观察运动时肌肉收缩和收缩间期肌肉内压力的快速变化。大部分测量运动中骨筋膜室压力的方法采用了把流体静压传导给单独的传感器，由于流体静压是不断变化的，导致客观的人为因素存在。因此，大部分临床医师是在运动前和运动后采用静态的测量方法来为诊断提供依据。

大量研究认为，磁共振扫描可能是一种有效的非侵入性的诊断方法。Eskelin 等发现运动后骨筋膜室内压力的增高与其磁共振信号的强度变化有良好的相关性，并认为磁共振扫描可以用来评估 CCS 的严重程度和病理变化。大量的研究提倡应用 $T_2$ 加权像的磁共振扫描，它可以观察到小腿受累骨筋膜室磁共振信号强度提高，相同的现象也见于前臂背侧 CCS 的患者。出现任何形式的胫骨内侧疼痛都有可能患 CCS。Mattila 等推荐了一种磁共振扫描方案，是应用 $T_1$ 加权像的轴向短时反转恢复序列技术进行影像的前后对比，它可用来描述骨的任何病理改变，强化对比后可观察骨膜水肿和骨筋膜室内异常对比增强的信号。磁共振扫描的其他优点还包括能对其他非典型的病例进行评估，能对治疗后的患者进行随访评估。将来磁共振扫描可以更好地描述骨筋膜室的病变情况，这将提高外科手术治疗的特异性。

最近的报道支持用近红外光谱分析作为 ACS 和 CCS 的非侵入性诊断技术。这项技术是基于氧合血红蛋白和去氧血红蛋白的不同吸收率的特点来评估肌肉中氧合血液相对于去氧血液的浓度。Garr 等在动物模型上发现用近红外光谱分析测量的组织中氧合血红蛋白的浓度与骨筋膜室压力、灌注压、神经肌肉的功能障碍有相关性。用外力压迫造成模拟的骨筋膜室综合征，近红外光谱分析能探测运动中肌肉氧合血红蛋白浓度的变化。Hargens 等发现骨骼肌运动中可造成肌肉内压力的异常升高，近红外光谱分析也可用来探测肌肉内去氧血红蛋白的浓度变化。Van de Brand 等应用近红外光谱分析对下肢 CCS 患者进行鉴别，能辨别出哪些是健康的小腿。Mohler 等应用近红外光谱分析发现在运动时 CCS 患者有更高的肌肉去氧合度，并且在停止运动后肌肉恢复到正常氧合浓度的时间要更长一些。Ota 等报道应用近红外光谱分析可以反映小腿前骨筋膜室综合征患者运动后延长的缺血情况。最近的文献还报道了应用近红外光谱分析对 ACS 进行诊断。Giannotti 等认为近红外光谱分析可有效地测量小腿后部浅层、前部、外侧骨筋膜室内组织的氧合饱和度，但对其他骨筋膜室的有效性还有待进一步检验。虽然近红外光谱分析是一种有希望的工具，但是目前还没有作为诊断标准应用在临床上。

其他骨筋膜室压力的间接测量方法对 CCS 的诊断也有所帮助。$^{201}$Tl 单光子发射计算机体层摄影术已用于区分小腿的 4 个骨筋膜室，并能评估每个骨筋膜室的血流灌注情况。但是如果用它来对 CCS 进行诊断，还需要进一步的实验。激光多普勒血流测试仪能测定骨筋膜室内的血流，可用于分析 CCS 的病理变化并进行诊断。热扩散值可测量组织的血液灌注，其正常值是每 100g 组织 20mL/min，但是在肌肉缺血状态下每 100g 组织低于 100mL/min 因此可用热扩散值来监测骨筋膜室综合征患者组织的血液灌注情况。最近的一些研究建议，如果有更深的发展，$^{99m}$Tc-甲氧基异丁基异腈（MIBI）有可能对骨筋膜室综合征的诊断有帮助。Lynch 等证实一种非创的超声脉冲锁相环路装置能探测由肌肉内压力的变化导致的筋膜移位。当然还需要更多的研究来把这些发现应用于 CCS 的诊断。最后 Dickson 等发现由于过低的特异性和精确度，不建议采用 EBI 公司生产的非创性间室评估仪-1000 对骨筋膜室的硬度进行评估。

正如 Pedowitz 和 Hargens 指出的，在进行 CCS 的诊断时，患者再现他们的疼痛症状是非常重要的。为了达到这一目的，患者需要做出特异性的动作来诱发疼痛。如果在患者没有再现疼痛时进行骨筋膜室的压力（或其他参数）测量，就有可能误诊。为了能使患者在诊断时最大可能重现他们的症状，应该要求患者在就诊前数天到数周进行练习以便在进行检查的当天能确保有一个相对清楚顺序来引出疼痛。

## 五、CCS 的诊断标准

CCS 诊断的压力标准包括在运动前、运动后和运动中的骨筋膜室内压力。但是应该应用哪一个标准还存在争议。如前所述，由于压力传感器需要对外界环境做出高频反应，而这种反应会因流体静压的变化受到影响，所以在跑或进行其他运动时很难精确地进行骨筋膜室内压力测量。一般情况下，肌肉收缩时肌肉内的压力是非常高的，因此肌肉内压力的平均值和峰值对诊断没有帮助。CCS 患者收缩间期的肌肉压力比正常人高。肌肉是在收缩间期时进行血液灌注的，这类似于心肌的灌注发生在心脏舒张期。Styf 等发现 CCS 患者的疼痛和肿胀症状与肌肉的血流灌注下降有关，如果肌肉放松时的压力>35mmHg，肌肉血流灌注就会下降。但是 Styf 和 Komer 的发现还存在争议，肌肉高压综合征是放松状态下的肌肉紧张，在运动前进行肌肉内压力测量可能会增高。另外，肌肉高压综合征的一些患者因运动后不能很好地放松出现骨筋膜室压力增高，可能被误诊为 CCS。

在运动前或运动后测量休息状态下的压力相对简单一些，因为患者可以保持静止的姿势，所以

CCS 的客观诊断指标多集中在运动前后的压力测量。Pedowitz 等对伴有小腿疲劳性疼痛患者的 210 个骨筋膜室进行压力测量，发现他们都不能诊断为 CCS。通过这些测量，Pedowitz 等对 CCS 的诊断下了定义，休息状态下骨筋膜室内压力≥15mmHg，运动后 1 分钟≥30mmHg 和（或）运动后 5 分钟≥20mmHg 时，可考虑诊断为 CCS。相关研究认为由于骨筋膜室独特的生理学特征（与其局部解剖结构和筋膜的顺应性有关），CCS 的诊断标准根据小腿间室的不同而有所不同，因此其他部位的 CCS 不一定适用这些标准。最近更多的报道认为 CCS 的诊断应适合以下标准：运动后的即时组织压>52mmHg，或运动后即时组织压为 30~50mmHg，而运动后 5 分钟组织压>30mmHg；或者在休息状态的组织压>20mmHg，而运动后的即时组织压>30mmHg。Turnipseed 的诊断标准为在休息状态下组织压>25mmHg，在运动后压力仍然>25mmHg。为了解释青少年与成人在血液循环方面的差异，Garcia 和 Mata 等为青少年的 CCS 确立了诊断标准：骨筋膜室内压力在休息状态下>10mmHg，1 分钟竭力运动后压力>20mmHg，5 分钟竭力运动后压力>20mmHg，或运动后骨筋膜室内压力恢复基本水平的时间>15 分钟。

其他研究者发现 CCS 患者停止运动后骨筋膜室压力恢复到基本水平的时间延长，一般情况下不应超过 10 分钟，这对 CCS 的评估有所帮助。在大部分病例中，运动后压力恢复到基本水平的时间一般为 5~6 分钟。在进行压力测量时应记住两点：一是关节的位置能显著地影响骨筋膜室压力测量的结果；二是同一骨筋膜室内不同位置的压力值不总是相同的。

CCS 的治疗：当 CCS 发生在躯干或对正常生活没有造成很大影响时，可以考虑进行非手术治疗。但是如果延误治疗，青少年患者就可能导致非典型性的跛行。CCS 的非手术治疗措施包括：动作矫正、条件反射疗法、固定、伸展、类固醇类消炎药以及矫形器的应用，但是这些方法几乎不能把疾病成功治愈。

如果患者想重新恢复正常的无限制的活动，建议行筋膜切开术。即使诊断延误了，筋膜切开术仍然是一种有效的治疗方法。筋膜切开术就是将筋膜切开减压，通过皮肤相对有限的切口即可操作。但是有关皮肤切口需要多大还存在争议。Turnipseed 认为为了达到更好的手术效果和尽可能少的并发症应采用开放的筋膜切开术式。应该强调的是，CCS 的皮肤切口长度应小于 ACS 治疗时的切口长度，因为 ACS 的皮肤切口需要相对宽大一些以利于充分减压。几位学者以前曾详细描述了对不同骨筋膜室进行减压的程序。最近又有几位研究者介绍了用 1 个、2 个或 3 个小切口进行筋膜切口术的方法。腓浅神经穿行于小腿前方和外侧骨筋膜室之间，如果存在腓浅神经的神经压迫或神经激惹体征，就应进行腓浅神经的减压。

无论是采用几个小的切口还是一个长的切口都不会太大影响局部的美容效果，但是必须注意的是，要避免损伤神经血管结构，因为筋膜切开术是在相对"盲视"下进行的。Hutchinson 等认为最佳的手术视野可通过内镜技术或开放手术获得，这样可避免损伤神经血管。相对于小腿其他 3 个骨筋膜室，小腿后部深层骨筋膜室的减压相对困难一些，由于其内部和下方解剖结构的特殊性，这一部位的减压应更加小心。

如果患者只表现小腿前骨筋膜室的症状和体征，就没有必要对小腿前骨筋膜室和外侧骨筋膜室同时进行筋膜切开术。Schepsis 等发现小腿前骨筋膜室减压后无论外侧骨筋膜室减压与否，手术的成功率都为 90%。另外，不进行小腿外侧骨筋膜室减压可避免损伤腓浅神经，并且患者能在术后充分恢复肢体活动。如果同时存在小腿外侧 CCS，在减压时就应小心谨慎，以避免 CCS 术后综合征的发生。

术后刀口处应轻度地加压包扎，如果患者能忍受可进行负重练习。Garcia-Mata 等建议行筋膜切开术的青少年患者应在术后 24 小时内负重。在伤口愈合后就可逐步进行力量训练并重返赛场。一般在筋膜切开术后 1～2 个月就能恢复正常运动。

CCS 患者行筋膜切开术后大部分表现为肢体功能提高、疼痛降低、能参加比术前更高水平的运动。筋膜切开术在理论上对肌肉有不利影响。Garfin 等发现完整的筋膜对肌肉产力有重要的生物力学作用。但是如果在筋膜切开术后进行充分的康复，大部分患者都会重新恢复良好的肌肉力量。最近的文献报道，筋膜切开术治疗上肢或下肢的 CCS 的成功率为 60%～100%。小腿后部深层骨筋膜室行筋膜切开术比小腿其他部位筋膜切开术的满意度要差一些。Slimmon 等发现那些小腿前、后骨筋膜室联合行筋膜切开术患者比单独行前骨筋膜室或后骨筋膜室筋膜切开术的患者疗效要差得多。近红外光谱分析测量发现，患者行筋膜切开术后运动前后组织的氧合饱和度可以恢复到健康者的水平，这证明了筋膜切开术的治疗方法可以逆转缺血造成的并发症。

筋膜切开术治疗 CCS 的并发症虽不常见，但仍会发生。Tumipseed 报道开放性筋膜切开术的术后并发症包括：伤口过度流血（1.4%）、蜂窝织炎（0.4%）、血肿形成（3.9%）以及骨筋膜室综合征复发（3.9%）。Payne 等报道了一例双侧小腿前骨筋膜室和左小腿后部深层骨筋膜室 CCS 的患者，行筋膜切开术造成左侧隐神经切断。Hutchinson 等表明腓浅神经和隐静脉在经皮减压时最易受伤。

不完全的减压或不正确的诊断有可能导致不良后果，如果筋膜切开术证实诊断有误，就应该重新检查患者的临床症状。如果怀疑 CCS 复发，就有必要重新进行诊断性的压力测试。筋膜切开部位的瘢痕偶尔会导致 CCS 的复发，应考虑重新行筋膜切开术或部分切开。

## 六、结论

CCS 因为它的发病率、所造成的疼痛以及由它导致的生活质量的下降，是一个临床上值得重视的疾病。这种复杂综合征的病理目前还没有完全搞清楚，这一领域还需要进一步的研究。在诊断 CCS 时，临床检查是最好的排除其他疾病的方法。虽然新的技术不断发展并有可能在将来作为一种非创的手段帮助医师明确诊断，但运动前后骨筋膜室压力的直接测量仍然是目前明确诊断的金标准。CCS 的非手术治疗通常不能取得成功，因此筋膜切开术是使患者重返无限制、无疼痛活动的首选方法。

# 第四节　下肢肌腱功能异常

目前，关于足与踝关节肌腱病变的诊断与治疗尚不是很明确，有待进一步的研究。其中大部分肌腱病变是由于内外多种因素，通过多种途径反复作用引起的肌腱损伤，要正确地诊断与治疗足与踝关节肌腱的病变，首先要明确正常与异常肌腱的基础知识，包括解剖、生物学以及生物力学等。同时，专业知识和经验在临床的评估与治疗中也是十分必要的。

## 一、基础知识

### 1. 肌腱解剖结构

胶原占肌腱干重 70%，其中 95% 为 I 型胶原。Kastelic 等描述了肌腱的微结构，肌腱的腱内膜层作为肌与肌腱连接处肌肉肌束膜的延续，是由筛孔状的疏松结缔组织构成，包括有血管、淋巴管、神经、成纤维细胞以及束状胶原纤维。在肌与肌腱连接处分布有大量的本体感受神经末梢，痛觉感受神经末梢主要分布在腱鞘周围组织。机械性刺激感受器包括 Pacini 小体（速度传感器）、Ruffini 小体（压力感受器）以及 Golgi 腱器官（张力感受器）。

### 2. 生物学特性

（1）正常肌腱：95% 的肌腱胶原为 I 型，包埋在细胞外蛋白多糖的基质中，弹性蛋白的含量相对很少。胶原首先由多肽合成，在羟基和糖基化后，聚合成三螺旋结构的肽链成为前胶原。前胶原在成纤维细胞分泌物的作用下，修饰水解为胶原分子，即原胶原蛋白。Kastelic 认为原胶原蛋白是肌腱分级结构的主要物质。5 个原胶原蛋白通过分子内及分子间的相互交联聚合成一个微原纤维。微原纤维 1/4 交错排列，即每根微原纤维重叠 1/4 相互排列组成亚原纤维，再成束组成原纤维。原纤维"头对头，尾对尾"纵向组成纤维聚集体或胶原纤维，由于组成分子的螺旋结构致使胶原纤维在纵向排列的基础上有波浪或波纹状的外部表现。

正常肌腱的组织学特征包括结构紧密平行排列的胶原纤维束，HE 染色呈粉红色或红色，嗜酸性稀疏长梭形的细胞核分散排列在胶原纤维束之间。

（2）病变肌腱：目前，关于肌腱病变的命名用词意见不一，有人用"tendonitis"表示腱旁周围组织的炎症，但肌腱本身可有或没有炎症。还有人用"tendinosis"表示肌腱本身的退变过程，但无炎症浸润的表现。

关于肌腱病变的组织学特征主要是通过临床肌腱撕裂或慢性局限性病变的患者活组织学检查得到的，这类患者有肌腱局部的压痛及炎症反应，代表了肌腱病变的普遍病理过程。具体的组织学特征包括：胶原纤维稀疏、排列紊乱，细胞数增多、胞核变圆，异常的胶原染色及黏多糖含量增加，这些病理变化可能表示对反复微损伤的修复反应。

### 3. 肌腱生物力学

Stanish 详细描述了肌腱组织对应变的生物力学反应。在较小应变下，肌腱胶原纤维的波纹状外观首先消失，变直，处于肌腱应力-应变曲线的"基底部"，是由于肌腱中弹性纤维所提供的较低的弹性模量引起的。

随着应变的增加，胶原纤维开始起作用，肌腱的弹性模量增加，应力-应变曲线逐渐变为直线。在应变低于 4% 的情况下，由于肌腱弹性纤维的回缩，肌腱可恢复原状。在应变达到 4%～8% 时，胶原纤维相互滑动过度，交联断裂导致肌腱微损伤（分子损伤）。随着肌腱组织的变硬，应力-应变曲线变直，当胶原纤维相互交联失败时，曲线变凸，肌腱开始断裂。当应变超过 8% 时，几乎所有的肌腱完全断裂，代表应力-应变曲线的最高点（抗张力的临界点）。同时应该注意的是肌腱的断裂并不是由于胶原分子的破坏，而是由于外力引起胶原分子的相互交联断裂引起的。

## 二、跟腱

一般来说，跟腱病变只占肌腱病变的很小一部分，但在现代社会中发病率在增加。其病变主要是由于内外多种因素，通过多种途径反复作用，引起肌腱的炎症及生物力学性状的改变，最终导致灾难性的肌腱断裂。

**1. 解剖结构**

起自股骨髁后方的腓肠肌以及胫腓骨后上方的比目鱼肌止点融合共同延续组成跟腱，其中比目鱼肌3～11cm，腓肠肌11～26cm，两条肌腱在跟骨后方及跟骨结节下方融合。跟腱在附着点之前可以旋转30°～150°，使肌腱可以通过延长和弹性回缩在适当的步态下释放储存的能量，保护肌腱。

像其他肌腱一样，跟腱周围包绕着很多腱旁组织。该腱的血供主要来源于胫后动脉及腓动脉分支。有人认为其血供主要有3个：肌与肌腱联合处血管、腱旁组织血管及骨的营养血管。该肌腱组织的中间部分的血供很少，这与Kreuger-Franker等证实的该肌腱撕裂的好发部位一致。

**2. 生物力学特性**

绝对暴力和成角受力是导致跟腱损伤的必要因素。有报道称跟腱体外最大承载量为3786N，相当于在激烈活动中人体体重的6～8倍。然而体内跟腱正常状态下所能负载的力量相当于<4%的应变，这也相当于平静状态下人体体重的5倍。

**3. 临床表现**

临床上跟腱急性断裂是显而易见的，而慢性或轻微的损伤诊断困难，跟腱的病变可以是包括肌腱附着点在内的肌腱炎，或是非附着点性的肌腱炎，因此其病理性诊断仍非常困难。上述两种情况可以单独或同时发生。非附着点性的肌腱炎可累及腱周组织或肌腱本身。

跟腱附着部位病变又可分为附着点钙化性肌腱炎、Haglund畸形（跟骨结节后上方突出）、跟骨后滑囊炎、跟骨前滑囊炎以及跟骨骨刺。

跟腱病变的最终结果是导致肌腱断裂，30～40岁的男性在偶然的体育活动时好发。有研究证实：跟腱断裂的男女比例为2:1～12:1，男性平均年龄30～40岁，同时左侧概率大于右侧。其中发生在肌与肌腱联合处的断裂占12.1%，附着点撕脱伤为4.6%，距附着点3.5cm内肌腱断裂的概率最大，占整个肌腱断裂的83%。

**4. 病史体格检查**

Puddu等专家提出了跟腱损伤系统的临床表现早期，剧烈活动后患者会感到足跟部疼痛，逐渐发展为正常活动甚至休息时也会感到疼痛。由于有部分肌腱粘连，患者通常会有踝关节的晨僵和疼痛，会有典型的"起步疼"的表现。

在询问病史的过程中，应注意首次发病的情况以及是否有外伤的病因。应仔细询问平时活动的激烈程度和从事职业的工作习惯，明确在体育活动中是否有预热、慢跑的距离、激烈程度、路况以及穿鞋等具体的情况。

到医院急诊的急性跟腱断裂患者通常有一种典型的病史，即通常有一种踝部被撞的感觉，随即听到"砰然"断裂声音的同时能感到局部剧烈的疼痛。

体格检查时应首先从观察患者穿鞋的情况开始，逐步检查患者下肢前后及两侧承重韧带的情况，如果条件允许，应注意观察患者的步态。主要阳性体征是发现患者极度足内外翻的症状，这种情况下跟腱极度缩短，对肌腱的附着点产生很大的力量，容易引起损伤。在距下关节保持中立位的情况下，屈伸患者膝关节来评估跟腱的挛缩程度。

跟腱损伤的局部体征包括腓肠肌及比目鱼肌的萎缩和跟腱的局部肿胀或缺失，其中腓肠肌及比目鱼肌的萎缩提示比较严重的病变。应检查神经血管系统及活动的力量及范围。踮起脚尖走路不稳常常暗示着慢性断裂或神经系统存在问题。

为进一步仔细检查跟腱的情况，嘱患者俯卧，双足悬吊在检查床外。这样可以方便检查肌腱的力学变化，更好地触诊了解肌腱肿胀大小，是否缺失以及是否存在捻发音。肌腱的抵抗牵拉试验引起患者疼痛为试验阳性。特殊的检查方法包括 Simmond 腓肠肌挤压实验，即挤压腓肠肌时踝关节与对侧相比不能跖屈，阳性则表示跟腱断裂。其他如 Matles 检查、神经激惹试验以及 Copeland 血压计袖带试验对诊断肌腱断裂则不是非常必要的。

**5. 实验室检查**

没有特异性的实验室检查可以明确诊断跟腱病变，实验室检查可以辅助诊断一些可疑的潜在疾病，如可以通过实验室血清学检查辅助诊断结晶性关节病。

**6. 影像学检查**

普通 X 线片可以发现患者骨质异常。通过跟骨的轴位 X 线片可以清楚地发现后外侧的骨性凸起。在踝关节侧位片中，跟骨结节的投影在距下关节平行线的上方，而且 Phillip 和 Fowler 角＞69°则可以诊断 Haglund 畸形。同时接近于跟腱附着点的肌腱钙化在普通平片中同样可以清楚地显影。由跟腱、跟骨以及拇深屈肌腱构成的 Kager 三角或者跟骨后方脂肪垫丢失，则提示跟腱断裂。

超声可以明确诊断滑囊炎及肌腱退变，对肌腱断裂的诊断有一定的局限性，必须结合患者的临床表现综合考虑。MRI 是诊断肌肉软组织病变的"金标准"，可以清楚地显示肌腱本身与周围组织结构的改变。

**7. 非手术治疗**

跟腱损伤是由多种复杂因素共同作用引起的，因此避免损伤因素，防治疾病发展显得尤为重要。跟腱损伤患者不能负重时，最好的办法就是患肢固定制动，目前强调短期制动，一般 2～4 周。长时间制动有损肌腱和肌肉的力量，造成关节软骨的退化，导致关节强直。跟腱部分撕裂患者在关节背侧放置夹板保持踝关节跖屈一定的角度固定 3 周，然后在中立位继续固定 6 周，促进断裂的肌腱愈合。同时在夹板保护下 2 周后可以逐渐负重活动。

利用专业矫形器可以缓解症状，为治愈和防治疾病发展提供很好的生物力学环境。矫形器要在冠状面纠正后足的不良力线。在外固定时应注意脚后跟处放置气垫减少患处受压，抬高脚后跟减少患肢踝关节背屈角度，缓解跟腱的张力。

尽管目前肌腱损伤患者经常使用口服或注射的消炎药物，但是没有临床试验证实其有效，要注意局部注射对跟腱的潜在负面影响。

肌腱拉伸锻炼对肌腱损伤的治愈非常重要。最好的方法是每天脚后跟悬空在楼梯台阶外站立 5 分钟，同时配合外固定支具做拉伸锻炼效果会更好。特别是在夜间支具固定，虽然麻烦，但是可以很好地缓解晨僵和疼痛症状。

通过适当的休息与锻炼控制肌腱炎症后，应逐渐加强肌腱力量的锻炼，1984 年由 Curwin 和 Stanish 提出一种离心性肌力训练方法，有研究证实其与传统的方法比较可以明显改善患者疼痛症状。

**8. 手术治疗**

要综合考虑患者的疾病和身体条件来决定能否手术及手术方式。对非急诊能择期治疗的患者应首先考虑非手术治疗，非手术治疗无效再考虑手术治疗，手术前应综合考虑糖尿病、吸烟、营养不良等对手术有负面影响的全身因素。

跟腱损伤包括从单纯的肌腱炎到严重撕裂各个阶段，只有正确的诊断才能决定正确的治疗方法。非手术治疗无效的非附着点的跟腱炎及跟腱断裂是手术治疗的最常见适应证，如果术前发现肌腱本身有病变，则应施行清创术，采用纵行切口切除跟腱的退变部分。有许多研究表明手术治疗可获得良好的疗效。

手术治疗主要包括早期的肌腱修复与重建。急性损伤患者有足够的肌腱组织可用时可以首选手术修复。慢性大面积肌腱炎和肌腱缺失不能修复的急性患者应该考虑手术重建治疗，甚至可以考虑通过反转拇长屈肌腱进行重建。随着外科器械的发展，人们逐渐利用经皮微创的手术方式来治疗肌腱损伤，虽然医生的经验不多，但需注意导致腓肠神经牵拉及跟腱再断裂的并发症发生率也很高。当肌腱完全断裂、没有缺损的情况下，医生首选采用切开直接缝合断端肌腱的方法治疗。

如果跟腱炎症涉及肌腱附着点时，可考虑手术直接切除病变骨质，同时切除钙化和有炎症的滑囊组织。当存在 Haglund 畸形时，必须同时切除跟骨结节后上方骨质，有必要的话同时做内侧切口保证骨质切除干净。术后患者必须长时间的休息与康复锻炼，有时需要 6～12 个月之久。

对于单纯的跟骨后侧骨刺来说，只需一个小的侧面切口单纯地切除骨刺即可。

## 三、胫后肌腱

人们经常抱怨足中段不适、疼痛及无力，主要是由胫后肌腱（PTT）功能异常引起的。胫后肌腱功能异常的发病率逐年提高，而且容易误诊，因此应该引起人们的足够重视。运动人群不易发生此病，但如果发生则往往合并足副舟骨及舟骨结节的骨折。胫后肌腱功能异常如果得不到正确的诊断与及时治疗，则会逐渐加重，导致内侧足弓逐渐消失。

**1. 解剖结构**

胫后肌群位于小腿后部，起自于胫骨上 1/3、腓骨以及骨间筋膜，在绕过内踝之前胫后肌群延续为坚强的肌腱组织。该肌腱主要止于舟骨结节，部分止于楔状骨和第 2、3、4 跖骨的基底，其中有部分肌腱组成了维持足内侧弓的韧带组织。胫后肌腱主要由胫后神经分支支配，其血液供应主要有三个：胫后动脉的直接分支、来源于胫后动脉的内侧跖肌动脉的骨膜动脉分支以及来源于足背动脉的内侧跗骨动脉。

**2. 生物力学特性**

胫后肌腱的主要生物学作用是内翻和跖屈踝关节，这导致足部中段的跗横关节（距舟关节和跟骰关节）稳定。胫后肌腱可使前足内收，对抗腓骨短肌的作用，支撑足的纵弓。

**3. 临床症状**

胫后肌腱功能异常的临床表现主要是内踝疼痛和肿胀，合并有舟骨结节和副舟骨骨折时在舟骨结节处压痛明显，往往还同时存在跗骨窦压痛阳性体征。胫后肌腱功能异常患者在体检时常常能够发现足尖外展、扁平足以及后足外翻畸形。患者往往可以完成双脚后跟抬起动作，但不能正常地完成后跟内翻。患肢单脚后跟抬起困难或疼痛。Johnson 和 Strom 根据病变肌腱的病理变化及能否矫正提出了胫后肌腱功能异常的临床分期。1 期：只是沿胫后肌腱有局部压痛。2 期：包括在 1 期的基础上胫后肌腱功能不全导致内侧足弓塌陷。3 期：在 1、2 期的基础上出现畸形并且不可矫正。4 期：3 期加踝关节功能异常。

**4．辅助检查**

没有特异的化验检查可以明确诊断胫后肌腱病变，只是可以提供一些潜在疾病的信息，如感染、炎症、神经以及血管病变等。由于胫后肌腱功能异常的临床症状比较特异，因此一般不需要影像学检查即可确诊。足与踝关节正位及侧位 X 线平片可以了解患者扁平足畸形的程度，跟骨穿通位片在后跟外翻的诊断中有很大的价值。同时通过普通平片可以发现舟骨及舟骨结节骨折，CT 扫描及三维重建可以发现普通平片不能确诊的细小副舟骨与舟骨结节骨折。MRI 检查可以辅助诊断胫后肌腱膜炎或肌腱本身的疾病。

**5．治疗**

胫后肌腱功能异常的治疗目的是缓解症状、恢复肌腱功能以及阻止疾病的发展。早期非手术治疗方法包括有积极对症治疗、抗感染、理疗以及佩戴矫形器等，持续保守治疗 2～4 周可以明显地控制感染和促进副舟骨和舟骨结节骨折的愈合。

晚期和慢性肌腱功能异常的患者常需外科手术治疗。1 期患者主要考虑外科手术清创，必要时同时施行内侧负重轴移位的跟骨截骨术和后柱延长术。可以通过胫后肌腱软组织重建和上述截骨手术矫正扁平足畸形，其中胫后肌腱的手术重建方式包括有趾长屈肌或拇长屈肌腱的转位术。对于3、4 期的胫后肌腱功能异常患者目前尚无有效的治疗方法，为缓解症状常采用跗骨关节融合术，包括距下、跟骰及距舟骨关节融合，4 期病情严重时还需要踝关节融合治疗。

## 四、腓骨肌腱

腓骨肌腱功能异常主要是指由于创伤和腱鞘狭窄引起的肌腱和腱鞘病变。其中创伤引起的病变主要包括疲劳性的微损伤、异位钙化、脱位和半脱位、后踝及跟骨骨折等。非创伤性的病变有关节炎、感染、腓籽骨、先天性的腓侧结节增大以及少见的局部肿瘤。

**1．解剖结构**

腓侧肌腱主要包括腓骨长、短肌腱和其他一些附属肌腱，包括有第 4 腓骨肌腱、副腓骨肌腱以及腓骨小趾肌腱。其中腓骨长、短肌分别起自腓骨的上 2/3 和下 2/3 以及相应的肌间隔膜，腓骨长肌止于第 1 跖骨后结节和楔状骨，腓骨短肌止于第 5 跖骨基底。腓骨肌腱主要由腓浅神经分支支配。腓后动脉发出的两个分支分别支配腓长和腓短肌腱。

**2．生物力学**

腓骨肌腱的主要生物力学作用是外翻和跖屈踝关节，其中腓长肌腱跖屈第 1 跖骨。腓侧支持带包绕腓骨肌腱，防止肌腱脱位。其他如后踝关节的纤维软骨嵴和髁间槽等结构在保持腓侧肌腱的稳定性中也起着重要作用。

**3．临床表现与治疗**

（1）腓侧肌腱病变：腓侧肌腱病变通常表现为潜在感染的症状和体征，即腓骨后软组织局部的肿胀和压痛，并随着踝关节的跖屈内翻牵拉腓侧肌腱而加重。许多患者常常主诉患肢距下关节活动度减少，同时在凹凸不平的路面行走困难。MRI及超声可以辅助确诊腓骨肌腱病变，局部封闭治疗有效常常提示腓骨肌腱损伤。

治疗腓骨肌腱病变首先应该明确导致该病变的原因，针对其原因进行防治。常用的治疗方法包括制动（必要时短期管型石膏固定）、冷敷及抗感染治疗，在一些特殊情况下可以考虑佩戴矫形器和矫形鞋进行制动治疗，减少跟腓骨关节之间的冲击力。炎症控制后，患者应该逐渐进行患肢力量及功能锻炼。对于慢性或经常复发的患者应该考虑手术治疗，并仔细分析病因进行防治。由于腓骨肌腱病变常导致下肢腓侧肢体不稳，因此应该积极治疗改善这种状况。

（2）腓骨肌腱部分或完全断裂：腓骨肌腱病变的漏诊及无效的治疗常导致肌腱的部分或完全撕裂。首先应该明确腓骨肌腱直接创伤性的断裂非常少见，应该谨慎鉴别诊断。同时腓骨短肌腱的纵行撕裂比较常见，Sobel认为其主要是由腓骨支持带的松弛导致腓骨腱沟内动力性机械性损伤槽引起。创伤性脱位常见的原因为体育活动，包括滑冰、足球运动、滑雪及体操等。

腓骨肌腱部分撕裂的临床症状非常相似于肌腱炎的临床表现，患者常有踝关节不稳和重复性扭伤的病史。当腓骨肌腱完全断裂时常表现为后足的内翻畸形，同时踝关节外翻时疼痛、无力，MRI检查可以明确地辅助鉴别诊断是否肌腱断裂，以及是否完全断裂或部分撕裂损伤。

腓骨肌腱断裂的治疗方法主要依据患者病情进行选择。急性肌腱完全断裂患者宜早期手术治疗，促进肌腱功能恢复，防止肌腱再断裂。部分或慢性的肌腱撕裂非手术治疗无效时，应考虑手术清创、修复与重建外科治疗。

（3）腓骨肌腱不稳：腓骨肌腱不稳患者常常合并有腓骨肌腱病变或部分撕裂。腓骨肌腱不稳可看作外伤性的肌腱一端完全性脱位和腓骨槽内肌腱另一端的半脱位的继续。外伤性的肌腱脱位常常是在激烈的体育活动中发生，但同时该动力性的外在因素往往是在本身局部解剖结构发育不良的基础上发生，如松弛的腓侧支持带、腓骨槽变浅以及先天性的跟骨内翻畸形等。

腓骨肌腱不稳患者与腓骨肌腱炎及部分撕裂的临床症状相似，患者经常可以感觉到肌腱部位发出"咔哒"或"劈啪"的响声，同时伴有或无剧烈疼痛。在持续性的外翻及背屈踝关节时触诊腓骨肌腱可以初步鉴别诊断肌腱是否完全或半脱位。

对于急性期腓骨肌腱不稳的患者，可以在理疗的基础上进行患肢制动和支具固定等非手术治疗。非手术治疗无效或症状持续加重的情况下，可以考虑手术治疗，主要包括有腓侧支持带修复、腓骨肌腱转位、腓骨滑门切开以及腓骨槽加深手术等。

## 五、足与踝关节的其他肌腱

在考虑足与踝关节肌腱问题时，除了上述三种主要肌腱外，还应该全面认识涉及足与踝关节的肌腱，包括拇长屈肌腱、趾长屈肌腱、胫骨前肌腱、拇长伸肌腱、趾长伸肌腱及内在肌腱等。由于这些肌腱病变在临床上不是很常见，在此只将一些共性问题做介绍。

首先，这些肌腱容易受到感染引起肌腱炎，在临床上主要表现为局部的炎症表现。同其他肌腱的治疗方法一样，非手术治疗包括控制感染、理疗促进肌腱功能康复。非手术治疗无效时考虑外科手术治疗。

拇长屈肌腱病变主要是由于疲劳损伤引起，尤其好发于舞蹈演员及慢跑运动员。在非手术治疗无效时，应该在手术清创的同时进行拇长肌腱腱鞘松解术。单独趾长屈肌腱断裂的发生率很低，有趾长屈肌腱合并拇长屈肌腱断裂的个案报道。

胫骨前肌腱的损伤及断裂可以导致患者踝关节背屈无力和垂足症状，由于其发生率很低，临床上容易误诊。胫骨前肌腱损伤患者需要外科手术修复、重建等治疗。有人认为，对于活动量较少的患者，非手术治疗的效果也非常理想。

发生拇长伸肌腱炎的概率很低，往往和激素的局部注射有一定关系。趾长伸肌腱功能异常患者少见，常由不良的穿鞋习惯引起，非手术治疗效果很好。两种肌腱发生断裂的概率更低，如果发生，外科手术治疗可以很好地矫正治愈。

足部骨筋膜室综合征神经受损的同时，足部内在肌腱发生挛缩，导致踝关节屈曲畸形，在非手术治疗失败的情况下，应考虑足部屈肌腱的松解和转位等外科手术来矫正畸形。

# 参考文献

[1] 刘永强. 实用骨科临床及微创技术[M]. 北京：科学技术文献出版社，2015.

[2] 燕铁斌. 骨科康复评定与治疗技术[M]. 北京：人民军医出版社，2015.

[3] 王冰，时俊梅，王洪霞. 骨科护理手册[M]. 北京：科学技术文献出版社，2015.

[4] 王芸. 骨科急救与康复[M]. 北京：科学技术文献出版社，2015.

[5] 赵可新. 骨科临床合理用药[M]. 北京：科学技术文献出版社，2015.

[6] 王立彬. 骨科临床诊断[M]. 北京：科学技术文献出版社，2015.

[7] 郭建平. 现代骨科诊疗学[M]. 北京：中医古籍出版社，2015.

[8] 刘秋亮，杨永宏，孙剑伟. 临床骨科诊治及其进展[M]. 上海：上海交通大学出版社，2015.

[9] 张敏，汪静，郭智萍. 骨科影像融合技术图解[M]. 北京：人民卫生出版社，2015.

[10] 于海安. 实用骨科常见病诊治[M]. 北京：科学技术文献出版社，2015.

[11] 谭磊. 新编骨科疾病诊疗学[M]. 北京：科学技术文献出版社，2015.

[12] 宫玉锁. 现代骨科疾病治疗学[M]. 北京：科学技术文献出版社，2015.

[13] 彭宁宁. 实用骨科疾病诊治重点[M]. 北京：科学技术文献出版社，2015.

[14] 李洪涛. 实用骨科疾病诊疗技术[M]. 北京：科学技术文献出版社，2015.

[15] 徐强，常志强，黄继锋. 精编临床骨科疾病及微创技术[M]. 北京：科学技术文献出版社，2015.

[16] 徐云峰. 当代骨科疾病临床诊治策略[M]. 北京：科学技术文献出版社，2015.

[17] 张坤. 实用临床骨科疾病诊疗精要[M]. 北京：科学技术文献出版社，2015.

[18] 项良碧. 实用骨科临床诊疗学及进展[M]. 北京：科学技术文献出版社，2015.

[19] 阎小萍，张烜. 常见风湿病及相关骨科疾病中西医结合诊治[M]. 北京：人民卫生出版社，2015.

[20] 洪毅，蒋协远. 临床骨科康复学 基于循证医学方法[M]. 北京：人民军医出版社，2015.

[21] 吴朔. 新编骨科显微与微创手术学[M]. 北京：科学技术文献出版社，2016.

[22] 孟钊. 小儿骨科[M]. 北京：中国科学技术出版社，2016.

[23] 魏书俊. 临床骨科诊疗学[M]. 北京：科学技术文献出版社，2016.

[24] 任晓凤，孟宪玲，金苑. 临床骨科护理实践[M]. 北京：人民卫生出版社，2016.

[25] 李咏梅. 骨科临床康复[M]. 北京：科学技术文献出版社，2016.

[26] 王文革. 骨科手术策略与技巧[M]. 北京：科学技术文献出版社，2016.

[27] 乔洪杰. 骨科疾病诊疗学[M]. 北京：科学技术文献出版社，2016.

[28] 杜心如，丁自海. 骨科临床应用解剖[M]. 北京：人民卫生出版社，2016.

[29] 杨振国. 临床骨科疾病诊疗手册[M]. 北京：科学技术文献出版社，2016.

[30] 闫桦. 实用骨科疾病用药策略[M]. 北京：科学技术文献出版社，2016.

[31] 靳宪辉. 骨科急危重症诊治[M]. 北京：科学技术文献出版社，2016.

[32] 岳淑红. 骨科常见疾病的康复与护理[M]. 北京：科学技术文献出版社，2016.

[33] 于晓兵. 骨科疾病临床诊疗学[M]. 北京：科学技术文献出版社，2016.

[34] 赵飞. 现代骨科疾病诊断与治疗[M]. 北京：科学技术文献出版社，2016.

[35] 刘艺明. 新编骨科微创治疗技术[M]. 北京：科学技术文献出版社，2016.